北京大学第一医院
建院100周年系列丛书

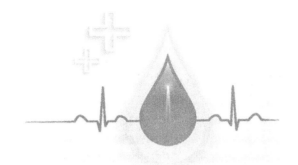

血液净化护士必读

主　编　丁炎明　曹立云

编　者　（以姓氏笔画为序）

于重燕　王　艳　田君叶

刘　瑶　刘天姣　刘钟缘

许　莹　孙艳丽　陈　元

陶珍晖

人民卫生出版社

图书在版编目（CIP）数据

血液净化护士必读 / 丁炎明，曹立云主编 .—北京：人民卫生出版社，2017

ISBN 978-7-117-23823-6

Ⅰ.①血⋯ Ⅱ.①丁⋯②曹⋯ Ⅲ.①血液透析 – 基本知识 Ⅳ.①R459.5

中国版本图书馆 CIP 数据核字（2017）第 033240 号

人卫智网	www.ipmph.com	医学教育、学术、考试、健康，购书智慧智能综合服务平台
人卫官网	www.pmph.com	人卫官方资讯发布平台

血液净化护士必读

主　　编：丁炎明　曹立云
出版发行：人民卫生出版社（中继线 010-59780011）
地　　址：北京市朝阳区潘家园南里 19 号
邮　　编：100021
E - mail：pmph @ pmph.com
购书热线：010-59787592　010-59787584　010-65264830
印　　刷：北京虎彩文化传播有限公司
经　　销：新华书店
开　　本：787 × 1092　1/32　印张：5
字　　数：100 千字
版　　次：2017 年 4 月第 1 版　2025 年 2 月第 1 版第 7 次印刷
标准书号：ISBN 978-7-117-23823-6/R · 23824
定　　价：18.00 元

打击盗版举报电话：010-59787491　E-mail：WQ @ pmph.com
（凡属印装质量问题请与本社市场营销中心联系退换）

前　言

　　随着肾脏病学的发展及血液净化技术领域的进步,血液净化不仅成为急、慢性肾脏病病人的必要替代治疗手段,也成为抢救危重病人的重要治疗方案。透析病人的数量在我国,乃至全球均呈逐年递增趋势,有调查显示,1990年全球终末期肾脏病维持透析的病人为42.6万人,2000年增至106.5万人,2008年已增至231万人,并以每年7%的比例增加,远远超过世界人口增长率。在我国,血液净化治疗工作在各级医疗机构已经广泛开展,其从业护士的数量也逐渐增加。

　　北京大学第一医院血液净化中心于2002年成为首家北京市血液净化质量控制及改进中心,先后被中华护理学会、北京护理学会、北京市血液净化质量控制及改进中心设为专科护士培训基地,为北京市乃至全国培养了大批血液净化专科护士,并承担来自全国各地进修护士的培训工作。该中心拥有一支高学历、高素质的护理队伍,并不断引进美国、加拿大、我国台湾省等国内外地区先进的护理管理理念,一直走在行业前列。其中,血液透析中心率先开展了以护士为主导的临床质量管理工作,得到了业内广泛认可;危重肾脏病监护室的建立为国内首家,开创了危重透析病人专科护理规范,在疑难危重病人救治中发挥了重要的作用;腹膜透析中心坚持用循证的思维开创专科护理新内涵,以责任护士为第一作者先后在国内外核心期刊发表论文多篇,并曾荣获中华护理学会颁发的科技进步奖一等奖。

基于血液净化护理的临床实践及专科护士培训的需求,北京大学第一医院专门成立了血液净化护理学组,由多位临床及管理经验丰富的护理专家、医生、工程师、营养专家组成,根据血液净化护理专业的特点,以及对护士知识结构、操作技能等各个方面的素质要求,精心规划并组织编写了这本《血液净化护士必读》。

该书分为血液透析、腹膜透析两部分,采用一问一答的形式,分别从血液净化的原理、基本通路、技术应用与护理、并发症与突发事件的处理、健康教育、感染管理及透析设备与透析用水等方面,以循证为基础,结合业内最新护理规范及护理理念,从临床实用性出发,全面、系统地介绍血液净化的基础知识,希望为血液净化专科护士的成长和培养带来指导性作用。

该书书稿历时一年半,力求规范、实用、先进,编写框架和思路上经历了两次重大的调整,值2015年北京大学第一医院百年华诞之际予以呈现。由于编者经验有限,血液净化技术发展、更新速度快,本书难免有不足之处,恳求广大同仁不吝赐教,以求共勉!

丁炎明　曹立云

2017年2月

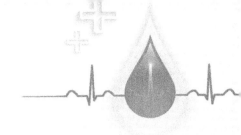

目 录

上篇 血液透析

下篇 腹 膜 透 析

上篇 血液透析

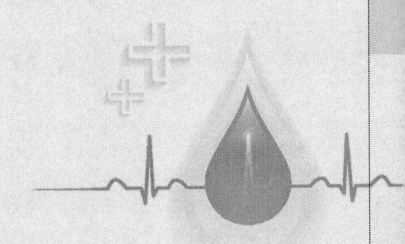

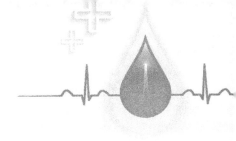

第一章

基本原理

1. 肾脏的大体结构是什么?

答:肾脏属于腹膜外实质性器官,位于腹膜后间隙内脊柱的两侧,左右各一,形似蚕豆。正常成年男性肾脏的平均体积为 11cm×6cm×3cm,左肾略大于右肾。女性肾脏的体积和重量均略小于同龄男性。肾脏基本结构为肾实质和肾盂,肾实质又分为皮质和髓质。

2. 肾单位的组成及功能是什么?

答:组成肾脏结构和功能的基本单位称为肾单位(nephron)。每个肾约有 100 万个肾单位。每个肾单位包括肾小体和与之相连的肾小管。肾小体由肾小球和肾小囊组成,通过滤过作用形成原尿。肾小管是细长迂回的上皮性管道,具有重吸收和排泄功能,通常分为三段:第一段为近端小管,分为曲部和直部;第二段为细段;第三段为远端小管,分为直部和曲部。远端小管曲部与集合管相连。肾单位是尿生成的基本功能单位,它与集合管共同完成尿的生成过程。

3. 尿液的生成包括哪些过程？

答: 尿液的生成包括以下过程:

(1) 原尿形成:肾脏血流量约为 1200ml/min。肾小球毛细血管内的血液在压力作用下,血浆成分通过毛细血管壁结构(滤过膜)滤过至肾小囊内形成原尿,血浆中除大分子蛋白质外,其余成分都可通过滤过膜形成原尿(血浆超滤液)。

(2) 肾小管和集合管的重吸收:原尿在流经肾小管和集合管的过程中被选择性重吸收,原尿中 99% 的水、全部葡萄糖、氨基酸、部分电解质、部分尿素被重吸收,肌酐完全不被重吸收。

(3) 肾小管和集合管的分泌:肾小管上皮细胞将自身产生的或血液内的物质分泌到尿中,如 H^+、NH_3 等由肾小管分泌生成,从而调节人体的电解质和酸碱平衡,排出代谢产物,最后形成终尿。

4. 肾小球滤过屏障的结构是什么？

答: 肾小球滤过屏障包括 4 个部分:

(1) 肾小球内皮细胞表面的细胞衣,也称多糖蛋白复合物。

(2) 肾小球毛细血管的有孔内皮细胞。

(3) 肾小球基膜。

(4) 足细胞的裂孔隔膜。

肾小球滤过屏障可有效地阻止血浆中白蛋白及更大分子

量的物质进入尿液。

5. 何为肾小球滤过率?

答:单位时间内(每分钟)两肾生成的超滤液量称为肾小球滤过率(glomerular filtration rate,GFR)。正常成年人的GFR平均值为125ml/min,每天两肾的肾小球滤过液总量可达180L。

6. 肾脏的正常生理功能是什么?

答:肾脏是机体最重要的排泄器官,通过尿的生成和排出,参与维持机体内环境的稳定,其生理功能主要包括:

(1)排泄功能:肾脏能排出机体代谢终产物以及进入机体过剩的物质和异物。

(2)调节水和电解质平衡:肾对水的调节依赖于抗利尿激素,而调节血 Na^+ 和血 K^+ 的水平则受醛固酮的影响。

(3)调节酸碱平衡:人体动脉血液的 pH 值为 7.35~7.45,主要是通过肾小管调节,重吸收碳酸氢钠,而将酸性离子排出体外,以维持人体内环境稳定。

(4)分泌生物活性物质

1)参与动脉血压的调节,近球旁细胞可以分泌、合成和释放肾素。

2)调节骨髓红细胞的生成,肾脏可以合成和释放促红细胞生成素(erythropoietin,EPO)。

3)参与调节钙的吸收和血钙水平,维生素 D_3 在肝内转化为 25- 羟维生素 D_3,肾脏中的 1α- 羟化酶可使 25- 羟维生

5

素 D_3 转化为 1,25- 二羟维生素 D_3,使之具有调节钙磷代谢的作用。

4）肾脏还可以分泌前列腺素,具有扩张血管及增加肾脏血流量的作用。

7. 什么是血液净化?

答:血液净化是把病人血液引出体外并通过一种净化装置,除去其中某些致病物质,净化血液,从而达到治疗疾病的目的。腹膜透析虽然没有体外循环,仅以腹水交换达到净化血液的目的,但从广义上讲,也包括在血液净化疗法之内。

8. 血液净化治疗的原理是什么?

答:血液净化治疗的原理包括弥散（diffusion）、对流（convection）、吸附（adsorption）三种。

9. 什么是弥散?

答:溶质依靠浓度梯度从高浓度一侧向低浓度一侧转运,这种现象称为弥散。其动力来源于溶质分子或微粒本身的布朗运动。当两种溶液之间有半透膜相隔时,溶质通过半透膜由高浓度侧向低浓度侧溶液进行转运,这种跨膜弥散称为透析过程。

10. 什么是半透膜?

答:半透膜是一张布满许多小孔的薄膜,膜孔的大小在一

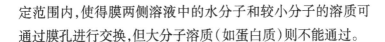

定范围内,使得膜两侧溶液中的水分子和较小分子的溶质可通过膜孔进行交换,但大分子溶质(如蛋白质)则不能通过。

11. 影响弥散的因素有哪些?

答:影响弥散的因素包括:

(1)溶质浓度梯度:在溶质弥散转运时,溶质浓度梯度是维持弥散进行的动力。溶质浓度梯度越大,跨膜弥散的速度越快。

(2)溶质的分子量:溶质运动速度与其分子量和体积大小成反比,分子量越大运动速度越慢。

(3)透析膜物理特性:透析膜的物理特性包括透析膜厚度、膜孔数量、膜孔径大小及膜面积等几个方面。透析膜越厚、膜孔数量越少、孔径越小,膜对溶质跨膜转运的阻抗就高。此外,透析膜膜面积越大,弥散清除率越高。

(4)血流量和透析液流量:增加血流量和透析液流量可维持透析膜两侧溶质浓度梯度差,降低滞留液体层厚度,减少膜阻力,有利于溶质转运。透析液和血液之间的流向是相反的,逆流的目的是最大限度地放大透析器各部位中血液和透析液的浓度差。

12. 什么是超滤? 什么是对流?

答:液体在压力梯度作用下通过半透膜的运动称为超滤;在超滤的同时,有部分物质随水分一起移动,称为对流。

13. 影响对流的因素是什么？

答：影响对流的因素包括跨膜压、渗透压、膜的特性、血液成分及液体动力学等。

14. 什么是吸附？

答：吸附是指溶质分子通过正负电荷的相互作用或范德华力与膜表面的亲水基体结合。吸附作用与溶质和膜间的亲和力以及膜吸附能力、亲水性有关。膜吸附蛋白质后使弥散清除率降低，并且影响膜的通透性能。同时血中的某些异常高的蛋白质、毒物及药物，如 β_2 微球蛋白、补体、内毒素等，被选择性吸附到透析膜表面，从而被从血液中清除。

15. 什么是渗透和反渗透？

答：渗透是指两种不同浓度的液体被半透膜分开，低浓度液体中的溶剂向高浓度一侧移动，促使这种移动的力量叫渗透压。当我们在高浓度溶液一侧施加外力超过渗透压时，溶剂就反向从高浓度一侧移向低浓度一侧，这个过程称为反渗透。

（刘钟缘　于重燕）

第二章

血管通路

1. 血管通路的定义?

答:血液透析是终末期肾脏病病人进行肾脏替代治疗的主要方法之一,在治疗过程中需要一个通路把病人的血液引出体外,通过透析器再回输到体内,该通路称为血管通路。血管通路是透析病人的"生命线",建立和维持一个有效的血管通路是血液净化顺利进行的保障。

2. 血管通路的分型有哪些?

答:血管通路根据使用寿命可分为 3 大类:

(1) 永久性血管通路:包括自体动静脉内瘘(arteriovenous fistula,AVF)和移植血管内瘘(arteriovenous graft,AVG)。

(2) 半永久性血管通路:带隧道带涤纶套导管(tunneled cuffed catheter,TCC,或称长期导管)。

(3) 临时性血管通路:主要指无隧道无涤纶套导管(也称非隧道导管,non-tunneled catheter,NTC;或无涤纶套导管,non-cuffed catheter,NCC,或称临时导管)。根据置管部位可以分为颈内静脉留置导管、锁骨下静脉留置导管、股静脉留置导管。

3. 病人何时需要建立血管通路?

答: 病人如果选择血液透析作为肾脏替代治疗的方式，当预计半年内需进入血液透析治疗，或者 GFR<15ml/(min·1.73m²)、血清肌酐 >6mg/dl(528μmol/L)(糖尿病病人 GFR<25ml/(min·1.73m²)、血清肌酐 >4mg/dl(352μmol/L))，建议病人首选建立自体动静脉内瘘；若病人无法建立自体动静脉内瘘，需考虑建立移植物内瘘，则可推迟到需要接受透析治疗前 3~6 周；中心静脉留置导管应使用时再置入。

4. 血管通路如何选择?

答: 血管通路首选自体动静脉内瘘。当自体动静脉内瘘无法建立的时候，次选为移植物动静脉内瘘。中心静脉留置导管应作为最后的选择。

5. 自体动静脉内瘘应选在什么部位建立?

答: 自体动静脉内瘘的建立原则是先上肢后下肢，先远端后近端，先非惯用侧后惯用侧。其中上肢自体动静脉内瘘的血管选择顺序是腕部自体内瘘(桡动脉 - 头静脉、尺动脉 - 贵要静脉)、前臂转位内瘘(桡动脉 - 贵要静脉转位、肱动脉 - 贵要静脉转位、肱动脉 - 头静脉转位)、肘部自体内瘘(肱动脉 -

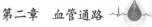

头静脉、肱动脉 - 肘正中静脉、肱动脉 - 贵要静脉)。

6. 自体动静脉内瘘最常用的血管吻合方式是哪种?

答:自体动静脉内瘘的吻合方式包括端侧吻合、端端吻合、侧侧吻合,其中多采用端侧吻合。

7. 自体动静脉内瘘术前准备及检查有哪些?

答:

(1)术前评估:对于可能行内瘘手术的病人,尽量保护其肢体静脉,特别是非惯用肢体侧的头静脉应当尽量避免使用,不要行静脉穿刺及静脉插管,以免造成损伤。对于慢性肾脏病病人需要静脉穿刺输液治疗时,应使用手背静脉,不得不使用肢体静脉时要注意变换穿刺部位;应当避免锁骨下插管,因为可能导致中心静脉狭窄。明显的静脉狭窄可能影响在同侧建立血管通路。

(2)物理检查:测量双臂周长、测量血压及 Allen 试验等。

(3)影像学检查:多普勒超声检查、静脉造影和磁共振检查等。

8. Allen 试验的操作方法步骤是什么?

答:Allen 试验可以检查手部的血液供应,桡动脉与尺动脉之间的吻合情况。

操作方法如下:①检查者用双手同时按压桡动脉和尺动

脉。②嘱病人反复用力握拳和张开手指 5~7 次至手掌变白。③松开对尺动脉的压迫,继续保持压迫桡动脉,观察手掌颜色变化。若手掌颜色 6 秒之内迅速变红或恢复正常,即 Allen 试验阴性,表明尺动脉和桡动脉间存在良好的侧支循环,可以行动脉穿刺;相反,若 6 秒手掌颜色仍为苍白,即 Allen 试验阳性,这表明手掌侧支循环不良,流向手的动脉血流异常,为桡动脉 - 头静脉内瘘的禁忌。

9. 自体动静脉内瘘术后有哪些注意事项?

答:

(1)术后将术肢适当抬高以利于静脉回流,减轻内瘘侧手臂肿胀。

(2)术后 24 小时内密切观察病人全身情况、手术局部情况及内瘘通畅情况。

(3)观察伤口处有无渗血、术侧手臂有无肿胀及手指末梢血管充盈情况。

(4)观察瘘管是否通畅,触摸有无震颤,听诊有无血管杂音。

(5)内瘘吻合口应术后第 2 日换药 1 次,然后每 2~3 日换药一次至拆线,更换敷料时要严格无菌操作,敷料不宜覆盖过多,包扎不宜过紧,以能触摸到震颤为宜。

(6)严禁在瘘侧肢体测血压、抽血及进行静脉注射等操作。

(7)一般手术后 14 天拆线,拆线前手指关节、腕关节禁止做剧烈运动,防止出血,禁止伤口沾水,拆线后方可进行功能锻炼。

（8）指导病人进行专科康复训练,早期进行功能锻炼,可促进瘘管成熟。

10. 自体动静脉内瘘成熟的定义是什么?

答:内瘘成熟是指内瘘透析时易于穿刺,穿刺时渗血风险最小,在整个过程中均能提供充足的血流,能满足每周 3 次以上的血液透析治疗。

11. 自体动静脉内瘘成熟的判断标准是什么?

答:①物理检查:吻合口震颤良好,无异常增强、减弱或消失;瘘体段静脉走行平直、表浅、易穿刺,粗细均匀,有足够可供穿刺的区域,瘘体血管壁弹性良好,可触及震颤,无搏动增强或减弱、消失。②测定自然血流量 >500ml/min,内径 ≥5mm,距皮深度 <6mm。

12. 自体动静脉内瘘(AVF)的穿刺时机与方法是什么?

答:穿刺时机:建议最好在手术 8~12 周以后开始穿刺使用 AVF,特殊情况也要至少 4 周内瘘成熟后开始穿刺。适当延长内瘘的首次穿刺时间,可减少内瘘功能不良的发生率。

穿刺方法:远心端到近心端进行“阶梯式”或“扣眼法”穿刺,穿刺针与皮肤呈 20°~30°,动脉针推荐向心穿刺;内瘘使用最初阶段,穿刺针选择建议使用小号(17~18G)穿刺针,较低的血流量(180~200ml/min);可以先穿刺一针作为动脉,然后逐步过渡到穿刺两针;拔针时待穿刺针完全拔出后再立即压迫,按压力度要适宜,以不出血且能触摸到血管震颤为宜。

13. 移植物内瘘(AVG)的穿刺时机与方法是什么?

答:穿刺时机:AVG 通常在术后 2~3 周,局部水肿消退后,并可触及血管走行,才能进行穿刺;如果病情允许,推荐 3~6 周后再开始穿刺,便于移植物与周围组织愈合,减少透析拔针时血液成分外渗。

穿刺方法:穿刺时注意严格无菌操作,判断好血流方向。远心端到近心端进行阶梯式穿刺,避免吻合口附近穿刺。穿刺针与皮肤呈 30°~40°。

14. 如何根据病人的个体情况选择穿刺针的型号?

答:穿刺针型号一般根据病人自身内瘘的情况(血管壁弹性、深浅和粗细程度)、所需的内瘘血流量、病人的年龄和心功能等进行选择。穿刺针型号和血泵速的关系:通常血流量越大,对穿刺针内径的要求越大。

穿刺针的内径从小到大的顺序常用的型号有:17G、16G、15G、14G。17G 穿刺针适用于血泵速在 200~250ml/min;16G 穿刺针适用于血泵速在 250~350ml/min;15G 穿刺针适用于血泵速在 350~450ml/min;14G 穿刺针适用于血泵速 >450ml/

min。同时要严密监测泵前动脉压力,使其维持在 <200~250mmHg。建议在初次使用动静脉瘘时选择较细的穿刺针(16 或 17G),穿刺流量偏小为宜。对于成熟的动静脉瘘,可使用一些内径大的穿刺针(15 或 14G)来保证高效透析(血泵流速 >350ml/min)。

15. 自体动静脉内瘘的常见并发症有哪些?

答:常见并发症有:①血管狭窄;②急性血栓形成;③静脉高压征;④动脉瘤;⑤高输出量性心力衰竭;⑥通路相关性缺血综合征;⑦感染。

16. 如何预防自体动静脉内瘘并发症的发生?

答:

(1)根据病人的自身血管条件选择合适的穿刺方式,一般建议"阶梯式"穿刺,也可以使用"扣眼法"进行穿刺。

(2)根据病人的血管条件及所需的内瘘血流量,选择合适的穿刺针型号。

(3)提高穿刺技术,充分评估血管部位,减少穿刺失败概率,严格无菌操作。

(4)拔针后按压力度和时间适宜,力度以止血效果好且内瘘穿刺点两侧可触及震颤音为原则。按压时间为 15~30 分钟,特殊情况除外。

(5)预防血液透析中或透析后低血压。

（6）避免血液高凝状态。

（7）加强健康宣教，延长内瘘的使用寿命。

17. 自体动静脉内瘘狭窄的干预指征和干预方法是什么？

答： 干预指征：血管狭窄超过周围正常血管管径50%并伴有以下情况：内瘘血流量<500ml/min；内瘘流量下降超过25%的血流量；不能满足透析处方所需的血流量；透析静脉压持续升高，超过血流速的二分之一；穿刺困难；透析充分性下降。

干预方法：首选经皮腔内血管成形术（percutaneous trans-luminal angioplasty，PTA），其次是外科手术治疗。

18. 哪些因素会造成自体动静脉内瘘血栓的形成？急性血栓形成的好发部位在哪里？

答： 血栓形成因素早期主要包括手术因素、自体原因（高凝、低血压、休克）、术后包扎过紧等；晚期主要有反复在固定区域进行内瘘穿刺、压迫止血不当、反复低血压、病人高凝状态、促红细胞生成素使用不当等。

急性血栓形成的好发部位为吻合口及内瘘流出道。

19. 动脉瘤的定义是什么？

答： 自体内瘘静脉在内瘘手术后数月或数年发生扩张，伴有搏动，瘤壁含血管壁全层，超过相邻正常血管内径3倍以上,且内径 >2cm。

20. 假性动脉瘤的定义是什么?

答:内瘘由于穿刺出血,在血管周围形成血肿,与内瘘血管相通,伴有搏动,瘤壁是血肿机化后形成的纤维壁。

21. 动脉瘤的干预指征和处理措施是什么?

答:干预指征:皮肤受损如变薄、破溃、感染、疼痛;继发血栓影响内瘘流量;静脉压增高;穿刺区域受限;手部出现缺血症状;出现高输出量性心力衰竭等。

处理措施:治疗需考虑瘤体大小及破裂风险。

(1)瘤体 <3cm 或无破裂风险者可严密观察,避免穿刺,佩戴护腕。

(2)瘤体 >3cm 或具有破裂风险的动脉瘤可结合发生部位及病人自身血管条件选择处理方法。

1)吻合口部位:首选外科手术重建。

2)穿刺部位:外科手术包括切除瘤的部分血管壁并在狭窄部位补片、切除瘤后与邻近静脉吻合、切除瘤后间插人工血管或自体血管。

3)非穿刺部位的静脉流出道:多与解剖原因(如静脉瓣、静脉穿刺史等)、高血压及内瘘流量高有关。如合并瘤后狭窄,可首选 PTA,弹性回缩时行支架置入;再狭窄时应行外科手术治疗。

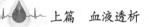

22. 判断移植物内瘘血流方向的方法有哪些?

答:

（1）触摸内瘘震颤强弱,震颤强的一侧为动脉端;用手按压移植物中段,触摸血管震颤,震颤变强的一侧为动脉端,变弱的一侧为静脉端。

（2）听诊血管杂音,血管杂音大的一侧为动脉端。

23. 血液透析用中心静脉导管是如何分类的?

答:血液透析用中心静脉导管可以分为两类,一类为无隧道无涤纶套导管(又称非隧道导管、无涤纶套导管、称临时导管);另一类为带隧道带涤纶套导管(或称长期导管)。

24. 血液透析用中心静脉导管的置管部位有哪些?

答:血液透析用中心静脉导管的置管部位通常选择颈内静脉、股静脉和锁骨下静脉。无隧道无涤纶套导管置管部位的选择次序依次为右颈内静脉、左颈内静脉、右股静脉、左股静脉、锁骨下静脉。带隧道带涤纶套导管置管部位的选择次序原则上为:右颈内静脉、右颈外静脉、左颈内静脉、左颈外静脉、股静脉或锁骨下静脉。

25. 颈内静脉相对于其他位置有哪些优点?

答:颈内静脉相对于股静脉和锁骨下静脉的优点:①留置

时间相对较长(原则上不超过4周);②中心静脉狭窄等并发症发生率较低;③感染率相对较低;④活动不受限制;⑤血流量较高。

26. 无隧道无涤纶套导管的适应证有哪些?

答:无隧道无涤纶套导管的适应证包括:

(1)急性肾损伤病人(透析≤4周)。

(2)无法提前制作内瘘的病人或者已经建立内瘘但尚未成熟需紧急透析者。

(3)维持性血液透析病人内瘘因功能不良或感染等并发症暂时不能使用者。

(4)急性药物或毒物中毒抢救。

(5)腹膜透析病人由于漏液、感染或疝气等必须停止腹膜透析,或因溶质或水分清除不佳而需要临时行血液透析者。

(6)其他疾病需行血液净化治疗(血栓性微血管病、风湿性疾病、神经系统疾病、顽固性心力衰竭等)。

27. 无隧道无涤纶套导管的禁忌证有哪些?

答:无隧道无涤纶套导管的禁忌证包括:

(1)广泛腔静脉系统血栓形成。

(2)穿刺局部有感染。

(3)凝血功能障碍。

(4)躁动不安,不能配合的病人。

28. 带隧道带涤纶套导管的适应证有哪些?

答:带隧道带涤纶套导管的适应证包括:

(1) 动静脉内瘘尚处于成熟期,需等待 4 周以上或者拟行动静脉内瘘手术,因病情需要尽快开始血液透析的病人。

(2) 肾移植前过渡期的病人。

(3) 部分生命期有限的尿毒症病人。

(4) 不能建立动静脉内瘘且不能进行肾移植的病人。

(5) 患有严重动脉血管病的病人,特别是老年病人。

(6) 低血压而不能维持动静脉内瘘血流量者。

(7) 反复心力衰竭发作、制作动静脉内瘘可能加重或诱发心力衰竭的病人。

29. 带隧道带涤纶套导管的禁忌证有哪些?

答:带隧道带涤纶套导管的禁忌证包括:

(1) 置管部位皮肤或软组织存在破损、感染、血肿、肿瘤。

(2) 病人不配合,不能平卧。

(3) 病人有严重出血倾向。

(4) 病人颈内静脉解剖变异或严重狭窄甚至缺如。

(5) 预定插管的血管既往有血栓形成史、外伤史或血管外科手术史。

30. 为透析病人进行导管换药时需要评估哪些内容?

答:透析病人换药前需要评估的内容包括:

（1）评估病人：精神状况，生命体征，协助病人摆好体位，协助病人戴口罩，告知病人将为其换药。

（2）评估导管：询问病人留置导管有无不适；观察病人导管周围皮肤状况，有无破损，红、肿、热、痛等感染征象；缝线是否固定妥当，导管有无脱出等情况，带隧道带涤纶套导管要测量导管出口至导管端保护帽的距离。

（3）评估环境：评估换药环境，禁止扬尘操作，减少家属等人员走动。

31. 为透析病人进行导管换药时撕除敷料的注意事项有哪些？

答：揭开敷料的过程护士动作要轻柔，防止损伤病人皮肤，可以采用180°或0°移除需更换的敷料或用生理盐水棉棒边轻擦拭边去除敷料，撕敷贴时，注意应顺着穿刺方向，切勿沿导管反向撕除，以免导管移位。

32. 留置股静脉透析导管的病人需要注意哪些内容？

答：导管留置在股静脉，卧床时要保证床头角度小于40°，禁止坐轮椅，避免股（大腿）过度弯曲造成导管打折扭曲，应尽量减少下地走动的次数，防止血液回流造成管内凝血阻塞。

33. 如何预防透析导管的感染？

答：（1）应加强置管处皮肤的护理，按时换药，选择合适的敷料,导管使用及换药时需严格无菌操作。

（2）为病人做好宣教,教会自我观察和护理,颈部导管需强调戴口罩的重要性。

（3）严密监测生命体征的变化,注意观察导管相关性感染的征象,如有问题及时通知医生进行处理。

34. 导管功能不良的定义是什么？该如何进行处理？

答:在常规的治疗时间内导管不能提供足够的血流量来达到充分的透析。根据我国血管通路专家共识,我国成年人导管血流量 $<200ml/min$,或血泵流量 $<200ml/min$ 时,动脉压 $<-250mmHg$ 或者静脉压 $>250mmHg$ 时,无法达到充分透析,确定为导管功能不良。

（1）消毒局部皮肤后,小角度旋转导管或调整导管留置深度。

（2）当导管动脉端血流不畅而静脉端流量充足时,可暂时将动静脉端对换使用,但这样容易引起再循环。

（3）导管一侧堵塞而另一侧通畅,可将通畅的一侧作为引血,另行建立周围静脉作为回路。

（4）因体位造成的出血不畅可以协助病人调整体位,嘱病人咳嗽,拍背等,从而改善导管的功能。

（5）如果因血栓形成导致的导管功能不良,遵医嘱进行溶栓治疗。

35. 导管血栓可能的原因主要有哪些?

答:

(1) 留置导管使用时间过长。

(2) 病人高凝状态。

(3) 抗凝剂的使用量不足。

(4) 封管抗凝剂用量不足。

(5) 封管操作时至管腔成负压、空气进入或管路扭曲。

36. 血透透析用中心静脉导管封管液的种类有哪些?

答:透析导管的封管液包括:普通肝素、低分子肝素、枸橼酸钠、高浓度氯化钠、重组人纤溶酶原激活因子(rtPA)等。

37. 透析导管脱落可能的原因有哪些?

答:

(1) 导管保留时间长,病人活动多,造成固定导管的缝线断裂。

(2) 人体皮肤对缝线的排斥作用,使其脱离皮肤。

(3) 透析过程中导管固定不佳,由于重力牵拉导致脱落。

38. 发生导管脱落后的预防及处理方式是什么?

答:预防措施:适当限制病人活动,治疗及换药时注意观察缝线的固定情况,置管部位是否正常,一旦缝线脱落或断裂应及时通知医生给予重新缝合。透析过程中妥善固定导管，避免牵拉。

处理方式：当导管脱出时，首先判断是否在血管内，如果插管前端仍在血管内，插管脱出不多，在插管口无局部感染的情况下可进行严格消毒后重新固定，并尽快更换导管。如果前端完全脱出血管外，应拔管并局部压迫止血，以防局部血肿形成或出血。

39. 透析结束为病人进行封管时需要注意什么？

答：消毒后拿取 10ml 生理盐水注射器，脉冲式冲洗动脉导管。按照导管刻度进行正压封管。

40. 透析导管使用前需注意什么？

答：严格无菌操作，消毒后用两支 5ml 注射器分别回抽 2ml 导管内封管肝素，并推注于纱布上，如发现凝血块，则需反复此操作直至无凝血块，并用两支 10ml 生理盐水脉冲式冲管。

41. 透析用中心静脉临时导管置入术为何首选右侧颈内静脉？

答：因右颈内静脉解剖位置较固定，体表解剖标志较为明显；右颈内静脉与无名静脉和上腔静脉几乎成一直线且右侧胸膜顶低于左侧，右侧无胸导管，故首选右颈内静脉插管。

（田君叶 孙艳丽）

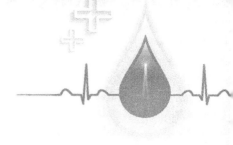

第三章

技术应用与护理

1. 血液净化技术包括哪些?

答:血液净化技术包括普通血液透析、血液滤过、血液透析滤过、血液灌流、血浆置换、免疫吸附、连续性血液净化、单纯超滤、序贯透析技术、腹膜透析等。

2. 何为血液透析(HD)?

答:血液透析是指血液通过半透膜,利用弥散、对流等原理清除血液中的溶质和水分,并向体内补充溶质的方法,以达到清除体内代谢废物或毒素,纠正水、电解质与酸碱失衡的目的。

3. 血液透析技术的适应证有哪些?

答:血液透析技术的适应证包括:慢性肾衰竭、急性肾衰竭、中毒和药物过量、难治性充血性心力衰竭、急性肺水肿、肝胆疾病、免疫相关性疾病、水电解质紊乱等。

4. 血液透析技术操作前需要对病人进行哪些方面的评估？

答：血液透析技术操作前需要对病人进行详细的评估，内容包括：

（1）评估病人一般情况：如神志、生命体征、睡眠情况；有无胸闷、憋气、水肿及询问体重增长情况。

（2）评估病人有无出血倾向：有异常时及时告知医生，调整透析方案。

（3）评估病人血管通路的情况：评估血管通路的类型；内瘘病人用视、触、听的方法评估内瘘是否通畅，穿刺部位皮肤情况有无红肿、溃烂、分泌物等；中心静脉导管病人评估导管是否妥善固定，伤口敷料有无渗血渗液。

5. 血液透析操作中管路预冲过程需要注意哪些内容？

答：管路预冲时需要注意密闭式预冲，低速排气，高速冲洗，使动脉管路泵前分支及肝素泵管充满生理盐水，同时需排净膜外气体，预冲完成后应在2小时内使用。

6. 血液透析技术操作过程中查对时需要注意哪些内容？

答：血液透析技术操作过程中需要严格执行查对制度，即自身查对和双人查对，查对的内容包括病人身份、体外循环管路的连接情况、各分支夹子是否夹闭、末端保护帽是否拧紧、机器治疗参数设置是否准确(包括透析方式、超滤目标、透析时间、透析液流速、温度、电导度、碳酸氢根等)、抗凝剂剂量、透析液等。查对时应该按照血流方向进行,避免漏查。

7. 静脉压过高的原因有哪些?

答:静脉压过高的原因有:

(1)血管通路:①穿刺针在静脉中的位置不当、透析过程中病人活动造成静脉穿刺针刺伤血管;②血流量不足,血泵流速低造成血液回路凝血;③中心静脉留置导管位置不佳。

(2)血液回路:静脉管路折曲、夹闭,静脉穿刺针夹闭,病人侧卧位或身体压迫静脉管路。

(3)抗凝剂使用及自身凝血功能问题:抗凝剂使用不足、无肝素透析、高脂血症、病人高凝状态等造成静脉管路凝血或是整个体外循环凝血。

8. 透析过程中静脉压过低的原因有哪些?

答:静脉压过低的原因:

(1)穿刺针滑脱。

(2)泵后血路管连接出现问题。

(3)透析器严重凝血。

(4)动脉管路扭曲折叠。

(5)静脉压力传感器故障。

(6)未监测动脉压,血流量不足。

9. 血液透析治疗时泵前动脉压报警的原因有哪些？

答:泵前动脉压报警的原因有:

(1)泵前动脉压(负值)增高的原因:动脉管路折曲、夹闭或堵塞;血液透析置管位置不当或凝血;动脉穿刺针位置不当、凝血或渗血;动脉血流量不足或心功能差;内瘘血管痉挛或收缩;低血压;血液黏稠性增高;血流速率高;穿刺针细等。

(2)泵前动脉压(负值)降低的原因:泵前输液速度未控制、给液口未夹闭、动脉管路连接断开、大静脉置管误入动脉。

因此,血液透析过程中需要严密监测动脉压(不能夹闭动脉压传感器),当动脉压异常时,及时查找原因进行纠正。

10. 血液透析治疗时跨膜压过高的原因有哪些？

答:跨膜压过高的原因:透析器或管路凝血;透析管路折叠、受压、阻塞;设置的超滤目标过高、有效血流量不足、透析液管路打折、透析器选择。

11. 废液排放的操作要点有哪些？

答:进行废液排放时需将动脉管路的第一个分支、肝素泵管、动静脉传感器夹闭,卸下泵管、静脉壶、动静脉传感器。将透析器翻转,静脉端向上;静脉壶倒置、动脉壶正置;将透析液入液接头放回机器旁路接口,同时用透析器原帽覆盖,关闭旁路盖,打开动静脉管路夹子,排除膜内液体。膜内液体排净后,将透析器原帽打开,排放膜外废液。

12. 血液透析滤过下机操作要点有哪些?

答:血液透析滤过技术下机操作要点:

(1)治疗目标完成后开始回血,降低血流速至 100ml/min。

(2)将置换液连接管与静脉壶或动脉壶上的分支夹闭并断开连接,连接至动脉管路的第一个分支,并打开夹子,采用双向密闭式回血方法,回输体外血液,防止空气进入病人体内。

13. 什么是血液滤过(HF)?

答:血液滤过与血液透析相比,更接近人体肾脏的生理功能,它通过对流转运排出废物和水分(超滤),同时还要输入体内一些成分近似细胞外液的液体。这两点近似于人体肾脏肾小球的滤过和肾小管的重吸收功能,而且对中分子物质的清除率明显高于血液透析。

14. HF 中置换液的输入方式有哪些?

答:HF 时置换液的输入方式为前置换(前稀释)和后置换(后稀释)两种。前置换是指置换液在滤器前输入(由动脉端输入),进入滤器内的液体流量增加,起到了血液稀释的目的,可使滤器保持较好的通透性;后置换是指置换液在滤器后输入(由静脉端输入),此方式有助于提高溶质清除率,同时可以节省置换液用量。

15. 什么是血液透析滤过（HDF）？

答：HDF 是 HD 和 HF 的结合，可以通过弥散和对流两种机制清除溶质，在单位时间内比单独的 HD 或 HF 能清除更多的小分子和中分子物质，结合了 HD 和 HF 的优点，临床应用越来越广泛。

16. 血液透析滤过管路预冲操作要点有哪些？

答：血液透析滤过管路预冲的操作要点：

（1）连接透析液接头与旁路。

（2）严格按照无菌操作原则，将置换液连接管安装在置换液补液泵上，并与透析管路动脉端连接，将透析管路静脉端与冲洗接头侧口连接插入冲洗端口并固定。

（3）按照机器提示，开始在线冲洗透析管路，直到完成预冲液体总量和超滤总量可退出冲洗。

17. 血液透析治疗结束后回血的注意事项有哪些？

答：血液透析治疗结束后回血的注意事项包括：

（1）严格无菌操作。

（2）全程密闭式生理盐水回血，禁止空气回血。

（3）靠重力回输动脉管路内的血液，注意检查有无贴壁气泡，防止空气回输体内。

（4）回血过程中双手揉搓透析器，不得用手挤压静脉端管路。

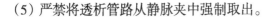

（5）严禁将透析管路从静脉夹中强制取出。

18. 血液灌流的适应证有哪些?

答: 血液灌流的适应证包括:

（1）急性药物和毒物中毒;如巴比妥类、非巴比妥类催眠镇静药、抗精神失常药、解热镇静药、心血管药、除草剂、杀虫剂、生物毒素中毒等。

（2）治疗尿毒症,尤其是顽固性瘙痒、难治性高血压。

（3）重症肝炎,特别是暴发性肝衰竭导致的肝性脑病、高胆红素血症等。

（4）败血症。

（5）其他:甲状腺危象、银屑病、自身免疫性疾病等。

19. 血液灌流的护理要点有哪些?

答: 血液灌流的护理要点包括:

（1）巡视过程中,注意观察灌流器内血色有无变暗,动脉和静脉壶内有无凝块;观察有无炭粒脱落的发生;活性炭可以吸附血小板、白细胞和纤维蛋白原,易导致血压下降、发热、出血等,所以要严密监测生命体征。

（2）血液灌流与血液透析联合应用时,撤下灌流器时需要回水,所以设定超滤目标时要将撤下灌流器时的回水量计算在内。

（3）遵医嘱调整肝素剂量并观察病人有无出血倾向。

（4）对于药物中毒的自杀病人,神志转清醒时,护士要进

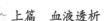

行心理疏导,使病人情绪稳定,积极配合治疗。

（5）血液灌流后,药物被灌流器逐渐吸附,一般在治疗开始后 30 分钟病人出现躁动不安,需专人守护或用约束带约束,防止病人坠床,躁动者遵医嘱给予镇静剂。

20. 什么是连续性肾脏替代治疗?

答：连续性肾脏替代治疗（continuous renal replacement therapy,CRRT）是采用每日 24 小时或接近 24 小时的一种长时间、连续的体外血液净化技术,从而替代受损的肾功能。

21. CRRT 具有哪些优点?

答：CRRT 具有血流动力学稳定、溶质清除率高、清除炎症介质、生物相容性好、为营养支持创造条件、有效控制高分解代谢、维持水电解质和酸碱平衡等优点。

22. 什么是血浆置换?

答：血浆置换是一种用来清除血液中大分子物质的血液净化疗法。其基本过程是将病人由血泵引出体外,经过血浆分离器,分离血浆和细胞成分,去除致病性血浆或选择性地去除血浆中的某些致病因子,然后将细胞成分、净化后血浆及所需补充的置换液输回体内。

23. 血浆置换疗法的种类?

答：血浆置换分为单重血浆置换（plasma exchange,PE）,

双重滤过血浆置换（double filtration plasmapheresis，DFPP）和血浆吸附（plasma adsorption，PA）。

24. 血浆置换的治疗原理是什么?

答: 血浆置换的基本原理是: 通过有效的血浆分离 / 置换方法迅速地或选择性地从循环血液中去除致病性血浆或血浆中的某些致病因子。血浆置换清除致病因子较口服或静脉药物治疗（如自身免疫性疾病应用免疫抑制剂）迅速而有效, 尤其是对药物治疗效果不佳和（或）不能自行排出的致病物质, 从而起到清除致病因子、补充血浆因子、免疫调节等作用。

25. 什么是单纯超滤?

答: 超滤（ultrafiltration，UF）是指排除尿毒症病人体内多余的水分。分为两种形式: 一是在透析同时伴有超滤; 二是透析和超滤分开进行, 称为单纯超滤（isolated ultrafiltration，IUF）。如果在一次透析治疗中透析和超滤分开进行（不论顺序先后和时间长短）, 称为序贯透析（sequential dialysis，SD）。

26. 单纯超滤的临床应用有哪些?

答:

（1）防止透析中低血压。

（2）排除尿毒症病人间隙液体。

（3）序贯透析。

（4）抗利尿药型水肿。

（田君叶　刘钟缘）

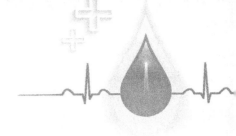

第四章

并发症与突发事件的处理

1. 血液透析急性并发症包括哪些?

答:血液透析急性并发症包括低血压、高血压、肌肉痉挛、失衡综合征、首次使用综合征、心律失常、溶血、空气栓塞等。

2. 血液透析慢性并发症包括哪些?

答:慢性并发症包括心血管并发症、感染、肾性贫血、慢性肾脏病矿物质及骨代谢紊乱、透析相关性淀粉样变等。

3. 什么是血液透析相关性低血压?

答:血液透析相关性低血压是指平均动脉压比透析前下降3.99kPa(30mmHg)以上,或收缩压降至11.97kPa(90mmHg)以下,是血液透析病人常见的并发症之一,发生率为20%~40%。

4. 血液透析过程中发生低血压的原因有哪些?

答:原因有以下几点:

(1)容量相关性因素:包括超滤速度过快、设定的干体重过低、透析机超滤故障、透析液钠浓度过低等。

（2）血管收缩功能障碍：透析中进食、透析液温度较高、透析前应用降压药物、自主神经功能障碍（如糖尿病神经病变病人）等。

（3）心脏因素：如心脏舒张功能障碍、心律失常、心脏缺血、心肌梗死等。

（4）其他原因：出血、溶血、空气栓塞、透析器反应、脓毒血症等。

5. 血液透析过程中发生低血压的临床表现有哪些?

答：典型症状有恶心、呕吐、脉搏加快、血压正常或稍有下降，病人主诉眩晕、出冷汗，继而出现面色苍白、呼吸困难、脉搏细速，严重的可出现晕厥、意识障碍。早期可出现一些特殊症状，如打哈欠、腹痛、便意、腰背酸痛，应予以重视，及早处理。

6. 如何预防血液透析相关性低血压的发生?

答：

（1）对肝功能不全、腹水、低蛋白血症的病人，在透析开始前或透析过程中静脉输入血浆或白蛋白。

（2）适当降低透析液温度（34~36℃），低温透析可以通过刺激血管收缩，增加外周阻力，以改善心血管系统的稳定性。

（3）高血压病人在透析前及透析中避免服用大剂量及长效或快速降压药，如病人有严重的高血压，可以服用小剂量、作用温和的降压药。

（4）积极治疗原发病,纠正贫血,改善营养。

（5）准确评估病人的干体重,限制水、钠摄入量,使透析间期体重增长小于干体重的3%~5%,对于体重增长过多的病人,必要时增加透析时间或透析频率,以清除体内过多的水分。

（6）使用生物相容性好的透析器。

（7）如果透析病人低血压多发生在进餐后,则应避免在透析过程中进食。

（8）改变血液净化方式,如血液透析滤过或血液滤过等。

（9）对体外循环不适应的病人,透析开始时可以输入管路内的预冲液来维持机体的血容量平衡,可以有效减少低血压的发生。

（10）使用容量控制型的透析机,监测透析过程中病人的血容量变化而自动设置超滤速率。

7. 血液透析相关性低血压的护理措施有哪些?

答:

（1）病人发生低血压,应立即减慢血流量,降低或停止超滤,将病人取平卧位或头低脚高位,并及时通知医生。

（2）必要时给予氧气吸入。

（3）密切观察病人血压及临床症状,血压持续下降或症状严重者可给予静脉回输生理盐水200~300ml,待血压恢复正常或症状缓解后继续透析,同时根据血压情况增减超滤量;

若输入 500ml 或更多生理盐水仍不缓解者,可遵医嘱终止透析,给予升压药物及对症处理。

(4) 如病人出现神志不清、呕吐,应立即让其平卧,头偏向一侧,防止窒息。

(5) 早期发现病人低血压先兆症状,如打哈欠、便意、腹痛、腰背酸痛等。当病人出现上述症状时,应先测量血压,如血压下降可停止超滤,回输生理盐水 100~200ml 改善症状,如未出现血压下降,仅有肌肉痉挛,可减慢血流量、提高透析液钠浓度、减少超滤量或使用高渗药物(如 50% 葡萄糖)。

8. 发生血液透析相关性高血压的原因有哪些?

答:常见原因:①病人过于紧张导致交感神经兴奋;②透析超滤不足导致容量负荷过重,透析结束未达到干体重;③促红细胞生成素的使用;④失衡综合征、硬水综合征;⑤降压药物在血液透析时被透出;⑥快速超滤导致肾素 - 血管紧张素 - 醛固酮系统的激活;⑦血液透析时肾上腺皮质激素分泌过多等。

9. 血液透析相关性高血压的临床表现是什么?

答:病人血压轻度升高,可以没有自觉症状;血压超过 23.94/13.3kPa(180/100mmHg)时,病人可出现头痛、头晕。当病人血压急剧升高时,可出现高血压脑病、脑出血或急性左心衰等表现。

10. 如何防止血液透析相关性高血压的发生?

答:

(1) 正确评估干体重,根据病人干体重确定病人超滤量。

(2) 严格限制水、钠的摄入,透析间期体重增长控制在干体重的 3%~5%。

(3) 合理使用降压药,一般透析病人在达到干体重以前不用降压药物,透析开始前使用过降压药的病人,经透析后达到干体重时,应逐渐减量。

(4) 改变血液净化方式,如血液透析滤过或血液滤过等。

(5) 指导病人在家定时自测血压,做好监测并按时服药,根据血压情况,及时就医咨询调整药物剂量和服药时间。

11. 血液透析相关性高血压的护理措施有哪些?

答:

(1) 对病人耐心宣教,增加其对疾病的认识,解除其紧张心理。

(2) 透析过程中密切观察血压变化,及时用药,对血液透析过程中发生严重高血压或高血压危象的病人,还应观察有无脑出血及脑水肿的早期征象。

(3) 病人出现轻、中度高血压时可舌下含服血管紧张素转化酶抑制药(如卡托普利、硝苯地平等);严重高血压时可遵医嘱终止透析,并给予血管扩张剂等快速降压药物(如硝普钠等),密切观察降压效果,避免降压幅度过大而致低血压的发生。

（4）适当降低透析液的钠浓度。

（5）对于严重高血压者,应慎重使用抗凝剂,可选用低分子肝素或小剂量肝素,防止脑出血。

12. 透析过程中病人出现肌肉痉挛的原因及处理措施是什么?

答:肌肉痉挛发生的主要部位为下肢腓肠肌、足部或腹部肌肉,多出现在透析的后半部分时间。

（1）原因:与透析中超滤过快或过多、低血压、低血容量及使用低钠透析液有关;电解质紊乱和酸碱失衡也可引起肌肉痉挛,如低钙血症、低钾血症、低镁血症等。

（2）处理

1）寻找肌肉痉挛的诱因,并采取相应措施。若是由于低血压引起,可按照低血压处理。

2）若出现下肢痉挛,护士可让病人脚掌顶住床栏,用力伸展,或帮病人按摩痉挛的肌肉,严重者可以协助站立,用力站直;若出现腹部痉挛,可以用热水袋保暖,但要防止烫伤。

3）适当提高透析液钙浓度,调高透析液温度。

4）症状严重不能经以上处理缓解者,可根据医嘱终止透析。

5）鼓励病人加强肌肉锻炼。

13. 什么是失衡综合征?

答:失衡综合征是在透析过程中或透析结束后数小时内

出现的以脑水肿、肺水肿为特征,表现为心、脑及神经系统功能障碍的一种临床综合征。临床上分为脑型和肺型两种,其中肺型失衡综合征临床上少见。

14. 哪些病人易发生失衡综合征? 其临床表现是什么?

答: 失衡综合征常发生于刚开始血液透析和透析间隔时间较长的病人、血肌酐和尿素氮明显增高者、蛋白质摄入过多者及透析不充分者。通常发生于透析过程中或透析结束后不久,或使用大面积高效透析器及高血流量、高透析液流量时。

脑型失衡综合征的临床表现是:恶心、呕吐(严重者可出现喷射状呕吐)头痛、血压增高、焦躁不安、疲倦乏力、肌肉痉挛,重者常伴有抽搐、扑翼样震颤、定向力障碍、嗜睡、极度严重者表现为精神异常、惊厥、全身肌肉痉挛、昏迷。

肺型失衡综合征临床比较少见,发生在诱导透析结束后4~6小时,表现为呼吸困难逐渐加重,不能平卧,出现发绀、大汗淋漓,突发急性肺水肿。

15. 如何防治失衡综合征?

答: 应对病人进行充分合理的诱导透析,对初次透析的病人根据其耐受程度,进行短时间、小剂量、多次透析。具体方法是采用小面积透析器,低血流量,低透析液流量。首次透析时间一般为2~3小时,根据病人水肿程度及尿量情况合理设置超滤量,缩短透析间隔时间,于次日或隔日再透析3小时,以后可逐步进入常规透析。

16. 失衡综合征的护理措施有哪些?

答:

(1)加强对病人的心理护理,避免病人过于紧张。密切观察病人情况,要求病人,特别是首次透析的病人,在透析中如有不适尽早告诉护士。

(2)症状轻者,每次透析时可以减慢血流速度,对伴有肌肉痉挛者可同时输注高张盐水或高渗葡萄糖。如上述处理无效则提前终止透析。

(3)病人如出现呕吐,应立即将其头偏向一侧,避免呕吐物进入气管导致窒息。

(4)对经常发生者,适当增加透析次数,缩短每次透析时间。

(5)症状严重者,遵医嘱立即终止透析,静脉滴注 20% 甘露醇。

(6)肺型失衡综合征者应给予氧气吸入,使用解痉和镇静药物等,及时抢救与治疗。

(7)加强健康教育,指导病人限制高蛋白质食物的摄入。

17. 什么是透析器首次使用综合征?

答:在透析时因使用新的透析器发生的临床症候群,称为首次使用综合征,也称膜反应综合征。

18. 透析器首次使用综合征的发生原因及临床表现是什么?

答:透析器首次使用综合征分为 A 型(超敏反应型)和 B 型(非特异型)。

A 型主要原因是病人对环氧乙烷、甲醛、醋酸盐等消毒液过敏,透析器膜的生物相容性差或对透析器的黏合剂过敏,使补体系统(C_{3a}、C_{5a})激活和白细胞介素(IL-1)释放。多发生于血液透析开始后 5~30 分钟内,表现为呼吸困难、全身发热感、皮肤瘙痒、荨麻疹、咳嗽、流泪、流涕、打喷嚏、腹部绞痛、腹肌痉挛、严重者可心搏骤停甚至死亡。

B 型原因尚不清楚,可能与透析器膜的生物相容性有关。多发生于透析开始后 1 小时内,表现为胸背疼痛、低血压、恶心、呕吐、喉头水肿、荨麻疹。

19. 如何防治透析器首次使用综合征?

答:

(1)新透析器在首次使用前必须用 500~1000ml 生理盐水预冲。对易发生首次使用综合征的病人,可以增加生理盐水的预冲量或闭式循环透析器及透析管路,达到充分预冲的目的。

(2)上机时血流速控制在 100~150ml/min,30 分钟后逐渐提高血流速至常规透析水平。

(3)使用 γ 射线或高压蒸汽灭菌消毒的透析器。

（4）选择生物相容性好的透析器。

20. 透析器首次使用综合征的护理措施有哪些?

答:

（1）鼓励、安慰病人,减轻病人的紧张情绪。

（2）给予吸氧,减慢血流速,等症状缓解后逐渐增加血流速。

（3）密切观察病人血压、心率及心律的变化,防止低血压、心律失常及心力衰竭的发生。注意观察呼吸情况,防止喉头水肿。

（4）对症护理,如病人出现恶心、呕吐,应让病人头偏向一侧,防止窒息。

（5）症状严重者应遵医嘱停止透析,断开管路,丢弃透析器及管路内的血液,并遵医嘱给予肾上腺素、抗组胺药或糖皮质激素等药物治疗。

21. 病人透析过程中出现心律失常的原因及处理措施有哪些?

答:病人在透析中或透析结束时表现为心悸、胸闷,部分无症状。

（1）原因:病人原有心脏器质性疾病、严重贫血、电解质紊乱、酸碱失衡、低氧血症、低血压、低碳酸血症、透析导致的血容量改变、心脏负荷增加等均会诱发心律失常。

（2）处理

1）积极治疗原发病,除去诱因,纠正电解质紊乱和酸碱失衡。

2）透析中严密观察病人的生命体征和病情变化,必要时给予心电监护。

3）轻度病人给予吸氧,减慢血流速,暂停超滤或降低超滤量。严重者终止透析,通知医生并进行处理。

22. 透析过程中如何发现急性溶血？溶血发生的原因及处理措施有哪些？

答: 透析中若观察到管路内血液变色为紫红色,或病人出现酱油色尿,应高度怀疑急性溶血。发生溶血时,病人常主诉胸闷、呼吸困难、发冷、背部疼痛等,并可能伴有高钾血症,有致死的危险。

（1）原因

1）透析机温控系统失灵,透析液温度异常。

2）血泵和管道内红细胞的机械损伤。

3）透析液浓度异常。

4）消毒剂残留超标。

5）透析中异型输血。

（2）处理

1）一旦发生溶血反应应立即终止透析,夹闭静脉管路,丢弃管路中血液。

2）及时纠正贫血,必要时可输新鲜全血。

3）严密监测血钾,严重高钾血症者纠正溶血原因后可重新开始透析治疗。

23. 发生空气栓塞的原因及紧急处理措施是什么?

答:

（1）原因:与任何可能导致空气进入管路的连接松动、脱落,或回血时不慎将空气驱入血中有关。

（2）处理

1）立即夹闭静脉管路,停止血泵。

2）采取左侧卧位,并头低脚高位。给予病人吸纯氧,有条件者可在高压氧舱内加压给氧。如出现严重心脏排血障碍时,应考虑行右心室穿刺抽气。

3）严格按照操作规程进行操作,并在透析过程中及时巡视透析管路各连接处有无松动或脱落。

24. 血液透析中突然停电的应对措施有哪些?

答:

（1）医护人员应保持镇静,并告知病人发生的情况。

（2）断电时,机器的数据将保持不变,护士首先要将机器消音。

（3）打开备用电池开关或人工转动血泵,保证透析病人血液的正常体外循环。迅速打电话询问并通报有关情况。

（4）暂时停电的处理:如果确认停电时间小于 15 分钟,可暂时不用回血,透析机配备的储备电池可保证血泵正常运转不小于 15 分钟,保证透析病人体外循环的正常运行。对于没有备用电池的透析机,血泵停止转动。需要将静脉壶下端的管路从夹子中拿出,夹住静脉传感器,再用手摇血泵以避免凝血,但是需要注意防止空气进入病人体内。

（5）长时间停电的处理:如果预计停电时间大于 20 分钟,则应该回血,停止透析治疗。

25. 血液透析中突然停水的应对措施有哪些?

答:

（1）立刻将常规透析程序进入单超程序。

（2）寻找故障原因,首先检查水处理机的工作情况,水处理机故障时应立刻维修,水处理机低压报警确定是自来水停水时,应及时与相关部门取得联系,报告情况,了解停水时间,当停水时间大于 20 分钟或水处理机故障短时间内无法修复时,可考虑终止本次透析治疗。

26. 血液透析管路破裂的应对措施有哪些?

答:

（1）发现管路渗血应立即结束透析,但应注意防止发生空气栓塞。

（2）立即更换新透析管路。

（3）注意观察病人的生命体征。

（4）急查血常规以了解失血量:当失血量大时可输血。

（5）对于出现失血性休克的病人,在积极输血、补充血容量的同时,必要时可以给予相应药物治疗。

(6)保留出现破裂的管路,并认真分析其原因,从中汲取教训。

27. 血液透析破膜的应对措施有哪些?

答:

(1)关闭血泵及流量开关,夹闭管路,丢弃体外循环中血液,记录已完成的脱水量及时间。

(2)重新更换新的透析器及透析管路,继续治疗。

(3)保留旧透析器,认真分析破膜的原因,汲取教训。

28. 血液透析破膜的预防措施有哪些?

答:

(1)超滤率不要过高,监测跨膜压不超过 400mmHg。

(2)透析前仔细检查透析器。

(3)透析机漏血报警等装置定期检测,避免发生故障。

(4)选用合格的透析器进行治疗。

29. 常见的心血管并发症有哪些? 其病因及处理措施有哪些?

答:常见的心血管并发症有高血压、心力衰竭、冠心病、心律失常等,是终末期肾脏病病人最常见的死亡原因。

(1)病因:主要与水钠潴留、动脉壁钙沉积、脂代谢紊乱、微炎症状态、营养不良、贫血等诸多因素有关。

（2）处理

1）积极控制血压,严格控制水分摄入,应经常评估干体重,及时进行调整,每次透析间期体重增加应不超过干体重的5%,每日钠摄入应低于2g。

2）注意动脉粥样硬化的防治,降低高胆固醇食物的摄入,养成良好的生活习惯,忌烟、酒,根据体力安排适宜的锻炼。

3）积极纠正贫血。

4）规律充分透析。

5）根据病情可适当改变透析模式。

6）透析过程中护士密切观察病情变化,加强血压、心率、心律的监测。

30. 血液透析病人发生感染的类型有哪些? 原因和处理措施是什么?

答:感染是导致终末肾脏病透析病人死亡的第二位病因,仅次于心血管疾病。感染包括血管通路感染、泌尿系统感染、呼吸道感染、消化道感染、血液传播性疾病感染等,其中与透析治疗密切相关的是血管通路感染(包括动静脉内瘘的感染及中心静脉导管的感染)和血液传播性疾病感染,常见的有乙型病毒性肝炎(乙肝)、丙型病毒性肝炎(丙肝)、获得性免疫缺陷综合征(艾滋病)等。

（1）病因:长期透析病人由于合并多种疾病、免疫功能低下、营养不良、贫血等,另外血液透析过程中频繁体外循环和穿刺、消毒隔离不严密、导管护理不当、透析液污染、输血等都

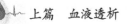

是导致感染的因素。

（2）处理

1）血管通路感染：病人全身出现寒战、高热，内瘘或置管口局部皮肤处出现红、肿、热、痛等表现，有脓性分泌物，血培养阳性，严重者甚至出现败血症。具体措施见第二章第五节"血液透析用中心静脉导管的护理"及第二章第六节"动静脉内瘘的护理"。

2）血液传播性疾病感染：①新病人首次透析前应进行感染筛查（包括乙肝、丙肝、艾滋病、梅毒等），维持性血液透析病人每半年一次感染筛查。血液透析室工作人员应每年一次感染筛查。②对乙肝、丙肝病人应当分区、分机器进行隔离透析，配备专门的透析操作用品车，护理人员相对固定。③严格执行消毒隔离措施，如透析机表面的擦拭、地面消毒、紫外线照射、手卫生的实施等。④尽量减少输血次数，避免因输血可能带来的感染。⑤医生和护士进行有创性操作时，应该戴工作帽、口罩和无菌手套，期间禁止其他人员陪护和探视。⑥透析器尽量避免重复使用。⑦定期进行空气、物品表面、医护人员手、消毒剂、透析液及反渗水的细菌培养和监测。

31. 肾性贫血的定义是什么？发生原因及处理措施有哪些？

答：肾性贫血是指由各类肾脏疾病造成促红细胞生成素相对或者绝对不足导致的贫血，以及尿毒症病人血浆中的一些毒性物质通过干扰红细胞的生成和代谢而导致的贫血。当

CKD 病人进入第 5 期时贫血已非常普遍。

（1）原因：促红细胞生成素的相对缺乏、红细胞寿命缩短、尿毒症毒素及红细胞生成抑制因子的存在、叶酸和维生素 B_{12} 缺乏、铁缺乏、甲状旁腺功能亢进、铝中毒等。

（2）处理

1）及时督促病人进行相关化验并评估病人的贫血情况：血红蛋白每月监测一次，血清铁蛋白、转铁蛋白饱和度至少每 3 个月监测一次。

2）对病人做饮食指导，鼓励病人多吃含铁丰富且促进铁吸收的食物，纠正不良的饮食习惯。

3）遵医嘱给予铁剂或促红细胞生成素等药物治疗，责任护士充分掌握所管病人给药频率和剂量并注意观察药物的不良反应；当给药途径改变时，及时观察病人化验结果，并督促医生调整治疗方案。

4）对于肾性贫血治疗，在病情允许的情况下应尽量避免输血，以减少输血反应的风险。

32. 什么是慢性肾脏病矿物质和骨代谢紊乱？

答：慢性肾脏病矿物质和骨代谢紊乱（chronic kidney disease-mineral and bone disorder，CKD-MBD）是描述矿物质紊乱、骨调节激素异常、各种骨病及软组织钙化的广义临床综合征，与病人的心血管钙化、心血管病患病率及死亡率的增加密切相关。

（1）原因：主要与钙、磷代谢紊乱和继发性甲状旁腺功能

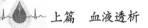

亢进有关。

（2）处理

1）充分规律高通量透析,遵医嘱适当增加透析次数,延长透析时间。

2）限制高磷食物的摄入,尤其是蛋白质含量丰富的食物,护士要指导病人解决低磷饮食与营养不良之间的矛盾。

3）指导病人遵医嘱按时服用药物,并监测各项指标,包括血钙水平、血磷水平、钙磷乘积、血清甲状旁腺激素等。

4）使用钙离子浓度合适的透析液。

5）针对手术方式切除甲状旁腺的病人,注意观察病人术后的各项检查。

33. 什么是透析相关性淀粉样变？其病因和治疗方法有哪些？

答:透析相关性淀粉样变的发生率随病人年龄和透析时间增长而增加。淀粉样物质的主要成分是 β_2 微球蛋白,它沉积于骨关节周围组织及消化道和心脏等部位,引起关节和关节周围组织的病变及器官损害,临床表现为腕管综合征、淀粉样骨关节病、破坏性脊柱关节病、囊性骨损害及内脏淀粉样物质沉积等严重致残性并发症。

（1）病因:发病机制目前尚不完全清楚。其疾病发展可能与 β_2 微球蛋白的潴留及结构改变、透析因素的参与以及某些可能促使淀粉样纤维物质形成的因素有关。

（2）处理:对透析相关淀粉样变目前尚无特效的药物治

疗方法,肾脏移植是缓解症状的最根本方法,此外可选择高通量血液透析、血液滤过等透析方式,增加 β_2 微球蛋白的清除。针对疼痛症状明显的病人,采取心理护理,指导分散病人注意力。

(刘　瑶　孙艳丽)

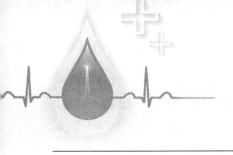

第五章

健康教育

1. 护士对首次透析的病人应该做哪些方面的指导?

答:首次透析的病人由于缺乏血液透析治疗的相关知识,加上对自身病情、治疗费用和家庭支持等方面的焦虑,需要护士由浅入深地实施入院指导和相关教育,逐渐熟悉并适应血液透析。

(1)介绍工作人员:医疗主任、主管医生、护士长、责任护士。

(2)熟悉环境及设施:电梯、消防通道、开水间、厕所、家属等候区、更衣间、接诊室、透析间、治疗室、办公室。

(3)知晓规章制度:接诊制度及流程、家属陪住制度、责任护士负责制。

(4)告知基本事项:病人权利及义务、透析费用缴纳流程、个人财物保管、透析时着病号服、如何看病人排班表和测量体重。禁止在透析中心内充电、吸烟及使用明火。

(5)建立联系方式:病人或家属的家庭电话、移动电话号码,透析中心的办公电话及急诊手机号码,加入健康教育群等。

（6）病人初步评估：血管通路准备、跌倒高危风险、社会 - 心理状态等。

（7）讲解血液透析的目的、过程及诱导透析可能出现的失衡综合征、透析器首次使用综合征。

（8）心理护理：医护人员应该为透析病人做好心理疏导，纠正其对于透析的错误认识，缓解恐惧、焦虑的情绪，并取得信任和合作。

（9）感染筛查：对于第一次透析的病人或由其他中心转入的病人必须在治疗前进行乙肝、丙肝、梅毒及艾滋病感染的相关检查。保留原始记录，登记病人检查结果。

（10）维持性血液透析病人可根据个人需要准备物品：水杯、透析期间的食物、饭盒、耳机、游戏、杂志、舒适的衣物、毯子、软枕等。

2. 什么是干体重？干体重是怎么得到的？

答：干体重是指病人既无水潴留也无水缺乏，处于水平衡状态时的体重，也是血液透析结束时希望达到的体重。

临床工作中，干体重的测定常采用临床评估法，目前也结合放射学评估法、超声评估法、同位素测定法、血标志物测定法及生物阻抗频谱法等其他方法。

3. 干体重设置过低，病人的表现有哪些？

答：干体重设置过低，病人可能有头晕、耳鸣、口干、肌肉痉挛、有便意、低血压等表现。

4. 干体重设置过高,病人的表现有哪些?

答:

(1) 病人可能有胸闷、气促、呼吸困难等不适主诉。

(2) 病人血压高。

(3) 心脏彩超提示心脏肥大。

(4) 查体双肺有湿性啰音、哮鸣音。

(5) 病人眼睑、颜面及四肢的水肿。

5. 透析病人长期体内水潴留的危害有哪些?

答:透析病人肾脏绝大多数已不能充分排出摄入水分,从而因体内水负荷过重而产生许多危害。长此以往,会影响病人生活质量,严重者会危及生命。

(1) 肢体水肿,行动不便。

(2) 长期水潴留会导致高血压,从而加重心脏负担,最终有可能引起心衰。

(3) 胃肠道淤血,引起恶心、呕吐等症状,导致或加重贫血和营养不良。

(4) 还可出现胸腔积液、腹水和心包积液等。

6. 如何指导透析病人自身进行容量管理?

答:进行维持性血液透析的病人,往往少尿或无尿,因此对水分的摄入必须加以控制,避免过多的水潴留而容量负荷过重,或容量过低导致的严重并发症和不良后果。

（1）透析病人要注意控制饮水量,最好用带刻度的杯子饮水;养成小口喝水的习惯;口渴时可在嘴里含冰块、酸梅或用水漱口;放弃饮茶、咖啡、饮料的习惯;进食过咸的食物会刺激神经系统产生口渴的感觉,会导致病人不自主的大量喝水,因此要限制钠的摄入量,炒菜时控制食盐的用量,避免酱油、咸菜、腌制食品等钠含量高的食物;口渴时学会转移注意力。

（2）避免摄入含水量多的食物,如粥、汤、面条等。

（3）透析间期体重增长不超过干体重的 5%,最好控制在干体重的 3.5% 以内。

（4）告知病人水负荷过多的危害,有可能引起肺水肿、高血压或心力衰竭;透析过程中脱水量大,脱水速度快,可能导致透析病人出现低血压、呕吐、肌肉痉挛等症状。

（5）指导病人家中每日监测血压并记录,最好是定时间、定体位、定血压计测量。

（6）透析间期病人要学会观察自身有无水肿,有无胸闷、憋气、心悸等不适症状,如有情况严重者,及时去医院就诊,遵医嘱增加透析次数或调整透析方案。

（7）每日监测体重增长情况。

（8）告知病人容量过低的危害,如低血压、内瘘堵塞、肌肉痉挛、脏器供血不足等。

7. 透析病人测量体重的意义是什么? 测量体重的注意事项有哪些?

答:透析病人摄入和代谢产生的水分不能被完全清除。

机体潴留的水分可以根据每日体重变化进行推算。后一次体重减去前一次体重,就是身体 24 小时内潴留的水量。超滤量一般为:透析前体重 - 干体重 + 液体回输量。可见,准确测量体重对病人血液透析治疗的超滤目标的设定有非常重要的临床意义。

测量体重的注意事项包括:

(1)应在早餐前排空大小便后测量体重。

(2)每次测体重时所穿衣物应该相对固定,季节变换时,衣物增减要及时通知医生,以免因体重误差造成的脱水不准确。

(3)体重秤须定期校正,保证准确。

(4)对于病情危重、生活不能自理或跌倒高危的病人,应该由护士、护理员或家属进行协助,以免发生意外事件。

(5)透析病人的干体重不是一成不变的。病情稳定、营养状态改善后,干体重会增加,出现腹泻、肺炎、食欲差的病人可能干体重会降低。所以,干体重应及时调整,保证透析间期的水平衡。

8. 动静脉内瘘术的术前准备有哪些?

答:维持性血液透析病人在建立动静脉内瘘前,应在手术前做相应准备和教育。

(1)护士告知病人手术的目的和重要性,简单介绍手术过程,以消除病人紧张、恐惧的心理,取得信任和配合。

(2)Allen 实验:评估病人手部动脉供血情况。

（3）尽量选择非惯用手臂一侧备用做内瘘。保护该侧血管，并避免穿刺、输液、留置 PICC 等操作使血管壁完整性遭到破坏或渗漏形成血肿，而影响内瘘的建立。

（4）保持该侧手臂皮肤清洁、完整，避免抓伤、破损，以防术后感染发生。

9. 内瘘成形术后的注意事项有哪些？

答：手术后病人在护士指导下严密观察和活动，注意事项包括：

（1）手术当日要密切观察伤口渗血和血管杂音情况。术后肢体会肿胀、疼痛，有时伤口会有少量渗血，这都是正常的。如果渗血量大，或感觉不到血管震颤，及时告知医生进行处理。

（2）注意术侧肢体的手指有无麻木、疼痛、发凉的感觉，避免窃血综合征的发生。

（3）抬高术侧肢体可促进静脉回流，减轻肿胀。

（4）禁止在术侧肢体测量血压、静脉穿刺、测体温等一切护理操作；不能戴手表、手镯，穿紧袖口上衣；禁止术侧肢体吊绷带；避免磕碰；避免暴露于过冷、过热的环境里；禁止术侧肢体持重物或进行其他用力的活动。

（5）直立时内瘘侧肢体可自然弯曲放到腹部，平卧时内瘘侧肢体放到身体侧面，不可受压。可在手掌下垫一个枕头，使手部高于上臂，不能长时间下垂。

（6）术后 2~3 天换药一次，一般 14 天可拆线。拆线前手指关节、腕关节禁止做剧烈活动,防止出血。拆线后防止沾水,注意保持伤口皮肤处清洁。

(7)拆线后可进行功能锻炼,手握橡皮球,一次 5~10 分钟,每天 3~4 次。

(8)内瘘成熟一般需要 8~12 周的时间,糖尿病病人需要的时间更长,不可过早使用。

10. 如何指导病人平时家中监测并保护自体动静脉内瘘?

答:病人动静脉内瘘是进行血液透析的重要血管通路,也是透析病人的"生命线",所以要在护士指导下学会观察和自身监测。

(1)瘘侧手臂禁止测量血压、采血、输液、输血等操作,避免提重物、戴手表、手镯、穿袖口过紧的衣服,注意睡眠姿势,避免长时间受压。

(2)病人及家属要学会监测内瘘是否通畅、有无感染征象,若出现震颤减弱或消失、内瘘疼痛、红肿、出血时,及时到医院就诊。

(3)每次透析前用肥皂水清洗穿刺部位的皮肤,透析后24 小时内保持穿刺部位清洁干燥,预防感染。

(4)透析过程中瘘侧肢体不可随意移动,尤其是新瘘,血管壁薄且脆,吻合口处血流冲击力大,容易造成穿刺局部血肿。

(5)透析结束拔针后,指导病人压迫止血。加压力度或绷带包扎松紧度以不渗血且能扪及震颤或听到血管杂音为

...

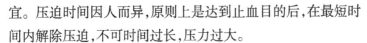

宜。压迫时间因人而异,原则上是达到止血目的后,在最短时间内解除压迫,不可时间过长,压力过大。

(6)透析间期体重增长不宜过多,防止因脱水过多、过快而发生低血压或血液浓缩黏稠形成血栓造成内瘘闭塞。

(7)若穿刺部位出现血肿,24小时内可给予冰袋冷敷。24小时后可局部湿热敷、涂抹喜辽妥(多磺酸黏多糖乳膏)后进行按摩或者外敷土豆片,但注意要避开针眼处部位,预防感染。

(8)若有动脉瘤,病人可采用弹性绷带或护腕加以保护,避免继续扩张及意外破裂,但松紧度要适宜,保持内瘘通畅。

(9)适度进行锻炼,握橡皮球等运动。

(10)避免干体重调整过低导致的内瘘堵塞。

11. 如何指导病人监测并保护血液透析用中心静脉导管?

答:病人需要在护士指导下在透析间期保护好中心静脉导管,包括:

(1)置管当天应观察敷料有无渗血、置管的周围有无红肿疼痛,出现特殊情况应及时与医生联系。

(2)嘱病人不可擅自在家换药,不可随意打开导管末端的盖帽或夹子。

(3)日常生活应注意个人卫生,勤换内衣。尤其是要保持中心静脉导管周围皮肤、颜面部及鼻腔的清洁。

(4)穿脱衣服时不要用力过猛,防止牵拉或拔出导管。

如导管脱落,病人要学会做紧急处理:应立即以原有敷料内面覆盖原留置导管处的伤口,用力按压伤口至少 15 分钟,直至止血,并尽快到医院就诊。

(5) 洗澡时病人最好采用盆浴的方法(适用于留置颈静脉导管者),也可使用造口袋保护外出导管及伤口敷料进行淋浴。

(6) 导管留置在颈静脉时,避免头部的猛烈扭转,防止固定插管的缝线与皮肤脱落。扭转头部时,应保持头、颈、肩一同扭转。

(7) 如果导管留置在股静脉,卧床时要保证床头角度小于 40°,尽量避免坐轮椅,避免股(大腿)过度弯曲造成导管打折扭曲,应尽量减少下地走动的次数,防止血液回流造成管内凝血阻塞。

(8) 告诉病人透析导管只能专门用于血液透析,不可用作其他用途。

(9) 留置导管局部皮肤红肿疼痛并伴有发热,应及时到医院就诊。如经过 2 周抗感染治疗,感染仍然不能很好地被控制时,应拔除或更换导管,以免发生静脉炎、菌血症、心内膜炎等严重的并发症。

(10) 病人上下机及换药时,配合护士佩戴口罩。

12. 长期维持性血液透析病人热量应维持在多少?

答:透析病人的能量供给必须充足,若供给不足,食物和体内的氨基酸通过糖原异生途径产生能量,在此过程中产生的非蛋白质氮会引起体内尿素氮水平的升高。一般要求摄入热量应维持 30~35kcal/（kg·d）。

13. 透析病人蛋白质摄入应维持在多少?

答:一般维持性血液透析病人要求蛋白摄入维持 1.2~1.3g/（kg·d），并且要以优质蛋白为主。优质蛋白是指食物中必需氨基酸的种类和含量多的蛋白，来源于植物和动物。植物蛋白主要来源于谷类，其中以大豆蛋白质营养价值高;动物蛋白中有鱼、肉、蛋、奶等。

14. 含磷高的食物有哪些?

答:透析病人在日常饮食中应注意避免使用含磷高的食物,常见有:

（1）乳制品:奶类、乳酪等。

（2）干豆类:红豆、绿豆、黑豆等。

（3）全谷类:莲子、小麦胚芽、薏仁、全麦制品等。

（4）内脏类:猪肝、鸡肫、猪心等。

（5）坚果类:杏仁、开心果、腰果、核桃、瓜子、花生等。

（6）各种饮料及快餐类食品:可乐、各种碳酸饮料、茶饮、含奶饮品、汉堡、比萨等。

（7）含有各种添加剂的调味品、零食及熟食:咖喱酱、芝麻酱、可可粉、西点、芝士蛋糕、奶茶、香肠等。

15. 透析病人服用降压药的注意事项有哪些?

答:高血压一般需要长期、终身服药治疗,病人服药期间

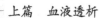

要注意以下几点：

（1）遵医嘱按时服药，不可擅自增减药量或停药，避免血压出现较大幅度的波动。

（2）护士向病人讲解服用药物的种类、方法、剂量、服药时间、药物的不良反应等。

（3）告知病人及家属做好血压自我监测，定期测量血压，可自备血压计，做到定时间、定部位、定体位、定血压计，并做好记录。

（4）透析当天一般不建议服用降压药，防止透析过程及透析后中出现低血压。

（5）变换体位时，动作要缓慢，活动不宜剧烈，防止出现直立性低血压。

（6）告知病人定期门诊复查。血压升高或过低、血压波动大时，出现头晕、头痛、恶心、呕吐、意识障碍等不适症状时及时就医。

16. 常用抗凝剂都有哪些种类？

答：常用抗凝剂有普通肝素、低分子肝素、枸橼酸钠、凝血酶抑制剂（阿加曲班）等。

17. 护士应如何正确指导病人对自身出血情况的观察？

答：护士应该观察并指导病人进行自我监测，以便于及时评估和处理出血情况：

（1）观察皮下有无出血点或瘀斑。

（2）观察眼底、鼻腔或牙龈等部位有无出血。

（3）注意大小便颜色有无异常，有无血尿、便中带血或黑便等情况。

（4）女性病人是否在月经期间。

（5）跌倒、碰撞后出现外伤，近期手术病人要在透析治疗前及时告知医生和护士。

（6）透析治疗结束后，评估拔针后内瘘压迫止血时间是否延长。

18. 促红细胞生成素有何副作用？

答：应用促红细胞生成素可能的副作用有：

（1）高血压：所有透析病人都应监测血压，尤其是初始接受促红细胞生成素治疗时。部分病人需要调整高血压治疗方案。

（2）透析通路血栓：使用促红细胞生成素的血液透析病人，需要监测其血管通路状况及透析过程中的透析管路情况。对于反复发生透析器凝血的病人，可遵医嘱使用抗血小板聚集的药物，预防血栓的发生。

（3）癫痫：研究表明，使用促红细胞生成素治疗的病人中，癫痫发病率为 3%。

（4）高钾血症：临床上高钾血症的发生率 <1%。促红细胞生成素治疗使血细胞比容增加、有效血浆容量减少；透析不充分等原因可使血钾升高；促红细胞生成素治疗能促进食欲，

食量增加摄钾亦增加。有必要进行血钾检测。

（5）肌痛及输液样反应：通常发生在应用促红细胞生成素 1~2 小时后，出现肌痛、骨骼疼痛、低热、出汗等症状，可持续 12 小时。2 周后一般可自行消失。

（6）其他：有报道显示，促红细胞生成素治疗可导致内膜增生和随后的血管狭窄、深静脉血栓、皮疹、心悸、变态反应（过敏反应）、虹膜炎样反应、脱发等症状，但发生率很低。另一项回顾性纵向队列研究结果显示，随着促红细胞生成素剂量的增加，慢性肾脏病病人的全因死亡率、心血管疾病病死率以及住院率均随之上升。

19. 什么是肾性贫血？治疗肾性贫血的治疗方法主要有哪几种？

答：肾性贫血是由各类肾脏疾病造成促红细胞生成素相对或者绝对不足导致的贫血，以及尿毒症病人血浆中的一些毒性物质通过干扰红细胞的生成和代谢而导致的贫血。有研究显示，透析病人的贫血患病率为 98.2%。

主要治疗方法包括铁剂治疗、促红细胞生成素治疗、输血治疗、维生素 B_{12} 和叶酸治疗。

20. 促红细胞生成素的常用方法有哪些？

答：临床上主要通过静脉注射和皮下注射两种方式。皮下注射促红细胞生成素，其在血液中可维持更长的作用时间，达到治疗目标时的用量比静脉注射少，但不容易产生促红细

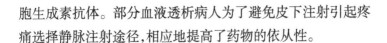

胞生成素抗体。部分血液透析病人为了避免皮下注射引起疼痛选择静脉注射途径,相应地提高了药物的依从性。

21. 口服铁剂的注意事项有哪些?

答:肾性贫血的病人在口服铁剂时有如下注意事项:

(1)补铁剂适合饭后服用。因为食物能延长铁剂在肠道内的停留时间,可使铁充分被人体吸收,而且还可减轻对胃肠的刺激。

(2)口服铁剂不宜合用抗酸药,如西咪替丁、雷尼替丁等,碱性药物也不宜,如氨茶碱、氢氧化铝等,否则会影响铁的吸收。另外,四环素、氯霉素、阿托品、维生素 E、口服的避孕药等均不宜与铁剂同时服用。

(3)服药期间应多食用一些富含维生素 C 的水果、蔬菜或服用维生素 C 片剂,以促进铁的吸收。忌食花生、核桃、葵花子、浓茶、咖啡等,以免破坏铁剂的有效成分。

(4)口服铁剂可能会引起恶心、呕吐等胃肠道反应、便秘等副作用。

(5)铁剂在胃肠道内与硫化氢结合会使粪便颜色变成黑色,易被误以为上消化道出血而引起的黑便。应告知病人不必惊慌。

22. 服用活性维生素 D 应注意什么问题?

答:维生素 D_3 治疗会促进肠道对钙磷的吸收,导致高钙血症和高磷血症。如果钙磷水平高,可加重透析病人的心血

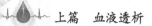

管疾病,增加死亡率。

服用活性维生素 D 期间要注意的问题:

(1)服用初期必须每 1~2 周测定血钙、血磷水平,当剂量稳定后,每 2~4 周测一次。

(2)出现高钙血症时应停药,直至血钙恢复正常,当剂量稳定后,遵照医嘱按末次剂量减半给药。

(3)维生素 D 中毒或过敏者不宜应用。

(4)临床常用的活性维生素 D 一般无不良反应,但长期大剂量服用特别是有肾功能不全的病人可能出现恶心、头昏、皮疹、便秘、腹痛等血钙高的现象,停药后可恢复正常。

23. 甲状旁腺功能亢进的治疗方案有哪些?

答:常见的治疗方案有:

(1)**降低血磷**:遵循"3D"原则。

1)饮食(diet):限制饮食中磷的摄入,每日摄入量控制在 800mg 以内。

2)药物(drug):使用磷结合剂,降低血磷水平。常见的磷结合剂有碳酸钙、醋酸钙、氢氧化铝,新型的有不含钙和铝的磷结合剂,如碳酸镧和司维拉姆。

3)充分透析(dialysis):通过增加透析频率或延长透析时间增加透析对磷的清除。

(2)**调整血钙**:根据透析病人情况使用个体化的低钙透析液。

(3)**维生素 D 制剂**:应根据病人甲状旁腺激素(iPTH)水

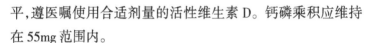

平,遵医嘱使用合适剂量的活性维生素 D。钙磷乘积应维持在 55mg 范围内。

（4）手术方式切除甲状旁腺。

24. 甲状旁腺功能亢进的手术方式有几种?

答:甲状旁腺全切除术、甲状旁腺次全切除术、甲状旁腺全切加自体移植术、射频消融等。

25. 透析病人最常用的化验都有哪些?

答:维持性血液透析病人定期要做的常见化验包括血常规、血生化、感染筛查、Kt/V、铁状态、iPTH。

26. 评估肾性贫血的实验室指标有哪些?

答:

（1）血红蛋白浓度、红细胞指标(包括红细胞计数、平均红细胞体积、平均红细胞血红蛋白量、平均血红蛋白浓度)。

（2）网织红细胞计数。

（3）铁储备和铁利用指标:包括血清铁蛋白浓度、转铁蛋白饱和度。

（4）未能明确贫血病因时,可进行维生素 B_{12}、叶酸、骨髓穿刺、粪便隐血等项目的检查。

最常用的指标为血红蛋白浓度、血清铁蛋白浓度、转铁蛋白饱和度,但需要结合其他指标以评估贫血的严重程度,并与其他疾病引起的贫血进行鉴别诊断。

化验频率:透析病人的血红蛋白浓度至少每月监测一次,铁参数至少每 3 个月监测 1 次。

27. 评价 CKD-MBD 的化验指标有哪些? 其临床意义是什么?

答:包括血钙、血磷、钙磷乘积、iPTH 及碱性磷酸酶等。

血钙:正常范围为 2.1~2.5mmol/L。低钙会引起肌肉痉挛、肌肉无力、骨质疏松、甲状旁腺功能亢进等症状;高钙则会引起血管组织钙化、心血管事件、便秘、嗜睡等副作用。

血磷:正常范围为 0.81~1.45mmol/L。血磷升高会造成皮肤瘙痒、加重转移性钙化、继发性甲状旁腺功能亢进、增加病人死亡率。

钙磷乘积:正常值 $<55mg^2/dl^2$。

iPTH:正常范围为 150~300pg/ml。过低会有非动力不全性骨病变出现,过高则会容易产生纤维性骨炎、心肌病变、高转运性骨病等。

碱性磷酸酶:正常值 35~125U/L。

28. 什么是透析充分性? 其评价指标是什么?

答:广义的透析充分性是指病人通过透析治疗达到并维持良好的临床状态;狭义的透析充分性主要是指透析对小分子溶质的清除,常以尿素为代表,即尿素清除指数 Kt/V。通过评估病人的透析充分性,从而有根据地调整透析治疗方案,可以达到更好的透析效果,保证病人的透析质量。

临床综合指标包括：

（1）病人自我感觉良好。

（2）病人血压和容量控制较好。干体重适宜，无明显水肿，透析间期体重增长不超过干体重的 5%。

（3）电解质和酸碱平衡，基本维持在正常范围内。

（4）营养状况良好。

（5）透析相关的并发症少，程度较轻。

客观指标：

每周 3 次规律透析的病人，Kt/V 至少达到 1.2，目标值为 1.4。URR 至少达到 65%，目标值为 70%。

29. 影响透析充分性的因素有哪些？

答：病人透析充分性不达标时，应从以下几个方面积极寻找原因并予以纠正。

（1）血管通路存在再循环或狭窄。

（2）透析时间缩短。

（3）血流速度未达透析处方要求。

（4）透析液流速未达透析处方要求。

（5）血标本采集不规范。

（6）透析器型号不适合，或透析器复用。

（7）其他：实验室测量错误，病人机体尿素分布异常，抗凝剂用量不足等。

其中，与病人因素密切相关的就是护士应加强对透析病人的教育，严格按照透析方案进行治疗，不能随意减少透析时

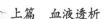

间和次数。

30. 电解质评估都有哪些？正常值范围应在多少？

答：钾 3.5~5.5mmol/L；钠 135~149mmol/L；镁 0.7~0.95mmol/L；碳酸氢根 22~27mmol/L。

31. 血液透析病人如何预防跌倒的发生？

答：跌倒可导致外伤、骨折、住院治疗，严重者甚至引起死亡，给病人家庭和社会带来沉重的负担。透析病人是一类特殊人群，具有高龄、长期体外循环治疗，再加上常常合并多种慢性病等特点，导致其跌倒发生的危险性明显高于正常人群。因此，为了防止跌倒的发生，必须采取有效的护理措施如下。

（1）应用适合透析病人的跌倒评估量表进行评估，筛选出高危病人，并在护理病历中采用高危标识。

（2）透析中心保证透析床设计合理，光源充足，地板防滑，避免在病人上下机期间清洁地面，卫生间内设置扶栏等。

（3）高危病人在透析过程中床栏保护，必要时给予约束；尽量不关灯，方便护士及时观察；责任护士加强巡视，及时协助病人进行生活护理；称体重和地点转移时必须有有护士及家属陪伴；使用合适的辅助步行工具，如手杖或轮椅；对高危病人和家属加强宣教，尤其是在透析中心以外的地方防止发生跌倒。

（4）透析结束后若病人出现低血压或其他不适症状，在透析床上休息片刻，必要时遵医嘱对症处理，至血压平稳后方可离开。

（5）病人在日常服药时注意看药物说明书中，是否有引起导致头晕、嗜睡等症状的副作用，尤其是在服用苯二氮䓬类药物后及时告知医生、护士。

（6）病人发生跌倒后，应及时通知透析中心，必要时急诊或住院治疗。跌倒引起的外伤可能会增加透析病人的出血倾向，需要及时调整透析治疗的抗凝方案。

（刘　瑶　陶珍晖）

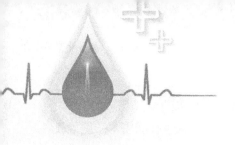

第六章

感染管理

1. 血液透析中心的环境要求是什么?

答:血液透析中心应达到《医院消毒卫生标准》(GB15982—1995)中规定的Ⅲ类环境。

2. 血液透析中心的功能区应该如何划分?

答:血液透析中心应该按实际需要合理布局,必须具备基本功能区,并严格划分清洁区、半清洁区和污染区,并设置清洁通道和污染通道。

(1)清洁区:工作人员办公区及生活区、水处理间、配液间、清洁库房。

(2)半清洁区:治疗室、走廊。

(3)污染区:接诊室、候诊室、透析间、复用室、污物处理间。

3. 什么是透析单元?

答:一台透析机与一张床(或椅)称为一个透析单元,透析单元间距按床间距计算不能小于0.8m,透析单元占用面积不得小于3.2m²。

4. 水处理间的环境要求是什么?

答:水处理间属于血液透析中心的清洁区,具体环境要求如下:

(1)水处理间的面积应为水处理装置占地面积的1.5倍以上。

(2)地面承重应符合设备要求,地面应进行防水处理并设置地漏。

(3)水处理间应维持合适的室温,并有良好的隔音和通风条件。

(4)水处理设备应避免日光直射,放置处应有水槽,防止水外漏。

5. 个人防护装备(personal protective equipment,PPE)包括什么?

答:个人防护设备包括隔离衣、口罩、手套、面罩或护目镜等。护理人员在进行穿刺、上机或下机等可能接触血液的操作时,应该佩戴PPE。PPE一旦被血液、体液、分泌物等物质污染时,应及时更换。护理人员在离开透析间时,必须脱下PPE,以预防透析室外的环境被污染。

6. 血液透析中心医护人员应该如何落实手卫生?

答:医护人员在操作中应严格遵守中华人民共和国2009

年颁发的有关医护人员手卫生规范。在透析操作中做到:

(1)医护人员在接触病人前后应洗手或用快速手消毒剂擦手。时间不得小于20秒。

(2)医护人员在接触病人或透析单元内可能被污染的物体表面时应戴手套,离开透析单元时,应脱下手套并洗手。

(3)医护人员在进行以下操作前后应洗手或用快速手消毒剂擦手,包括深静脉插管、静脉穿刺、注射药物、抽血、处理血标本、处理插管及通路部位、处理伤口、处理或清洗透析机,操作时应戴口罩和手套。

(4)在接触不同病人、进入不同治疗单元、清洗不同机器时应洗手或用快速手消毒剂擦手并更换手套。

(5)以下情况应强调洗手或用快速手消毒剂擦手:脱去PPE后;开始操作前或结束操作后;从同一病人污染部位移动到清洁部位时;接触病人黏膜、破损皮肤及伤口前后;接触病人血液、体液、分泌物、排泄物、伤口敷料;接触被污染的物品后。

7. 血液透析中心的洗手池应该如何配置?

答:每4张床应配备一个洗手池,且必须配备洗手液和干手装置(或擦手纸)。

8. 血液透析中心如何监测手卫生效果?

答:手卫生监测应该每季度做一次。内容如下:

（1）监测对象：包括血液透析中心医生、护士、护理员、保洁员的手。

（2）采样时间：在接触透析病人、从事医疗活动前，六步洗手法待干后进行采样。

（3）采样面积及方法：被检人五指并拢，将浸有无菌生理盐水采样液的棉拭子一支在双手指屈面从指根到指端来回涂擦两次（一只手涂擦面积 30cm^2），并随之转动采样棉拭子，将棉拭子放入装有 10ml 采样液的试管内。

（4）结果判定：监测的细菌菌落总数应≤10cfu/cm^2。

9. 如何进行透析机外部消毒？

答：消毒透析机表面的消毒液浸泡的小毛巾或一次性纸巾要求一机一条，不可交叉使用。

（1）每次完成上机后及透析结束后，若无肉眼可见的污染时应对透析机外部表面进行初步的消毒，采用 500mg/L 浓度的含氯消毒剂或其他有效消毒剂擦拭消毒。

（2）若血液污染到透析机，应先使用一次性纸巾或毛巾将血液擦干后，再用 500mg/L 的含氯消毒剂的毛巾进行擦拭。

10. 如何进行透析机内部消毒？

答：每次透析结束后应按照透析机使用说明书要求对机器内部管路进行严格消毒。消毒方法参照不同透析机使用说明书。

11. 如何配置含氯消毒剂溶液？含氯消毒剂溶液的规范标注要求是什么？

答:配置溶液时,先加消毒剂原液,再加水至所需刻度;搅拌均匀后用消毒剂浓度试纸测试所配溶液是否符合要求。配置完溶液后标注其有效期,应为自配置时间后的 24 小时。

（1）配置 250mg/L 的含氯消毒剂溶液,含氯消毒剂原液的有效氯浓度是 5%,即含氯消毒剂原液 5ml+ 水 995ml。

（2）配置 500mg/L 的含氯消毒剂溶液,含氯消毒剂原液的有效氯浓度是 5%,即含氯消毒剂原液 10ml+ 水 990ml。

（3）应规范标注 250mg/L 或 500mg/L 含氯消毒剂;不可标注 5‰或 10‰。

12. 血压袖带的消毒方法是什么？

答:

（1）保持清洁,遇有污染应先清洁后消毒。

（2）消毒时应选用 75% 乙醇擦拭,作用时间 3 分钟,干燥备用,必要时可进行环氧乙烷低温灭菌。

13. 听诊器的消毒方法是什么？

答:

（1）保持清洁,遇有污染应先清洁后消毒。

（2）消毒时应选用 75% 乙醇擦拭,作用时间 3 分钟,干燥备用。

14. 体温计的消毒方法是什么?

答:

(1)体温计清洁后,在75%乙醇或500mg/L含氯消毒剂中加盖浸泡30分钟后,冲净消毒液,干燥备用。

(2)浸泡所用的容器在更换消毒液时应先清洁再消毒后备用。

(3)体温计清洁消毒后再放入甩表器中甩表;甩表器应保持清洁,每周消毒一次。

15. 止血带、氧气湿化瓶如何进行消毒处理?

答:

(1)首先上述物品应彻底清洗干净,在500mg/L有效氯消毒剂(或其他有效消毒剂)中加盖浸泡30分钟,冲净消毒液,干燥备用。

(2)浸泡所用的容器在更换消毒液时应先清洁再消毒后备用。

16. 血液透析中心如何对地面与物体表面进行消毒?

答:

(1)应保持清洁、干燥,每天进行消毒,频次≥2次/日,遇明显污染随时清洁与消毒。

(2)当地面受到病人血液、体液等明显污染时,先用吸湿材料去除可见的污染物,再清洁和消毒。

（3）地面消毒采用 500mg/L 的含氯消毒剂擦拭。

（4）物体表面消毒方法同地面或采用 1000~2000mg/L 季铵盐消毒液擦拭。

17. 如何对血液透析中心物体表面进行监测?

答:

（1）采样物品:血液透析中心的透析机表面、门把手、治疗车、治疗盘、治疗台桌面等。

（2）采样时间:选择消毒处理后 4 小时内进行采样。

（3）采样面积:被采物体表面积 <100cm^2 的物体,取全部表面;被采物体表面积 ≥100cm^2,取 100cm^2。

（4）采样方法

1）规则平面且表面积 ≥100cm^2 的物体,用 5cm×5cm 的标准灭菌规格板,放在被检物体表面,用浸有无菌生理盐水采样液的棉拭子 1 支,在规格板内横竖往返各涂抹 5 次,并随之转动棉拭子。连续采集 4 个规格板面积,将棉拭子放入装 10ml 采样液的试管中送检。

2）规则平面但表面积 <100cm^2 的小型物体及不规则物体表面,采用浸有无菌生理盐水采样液的棉拭子 1 支,直接涂抹物体表面,并随之转动棉拭子,将棉拭子放入装 10ml 采样液的试管中送检。

（5）注意事项

1）采集时注意无菌操作。

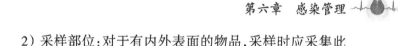

2）采样部位:对于有内外表面的物品,采样时应采集此类物体的内、外所有表面;治疗车的采样包括治疗车的推手和抽屉把手所有表面。

（6）结果判定:血液透析中心物体表面细菌菌落总数≤10cfu/cm²。

18. 床单位如何进行消毒?

答:为防止交叉感染,病人使用的床单、被套、枕套等物品应当一人一用一更换,每次透析结束后,要对透析单元内的所有物体表面(小桌、床栏)及地面进行擦洗消毒。

19. 如何进行空气采样及监测?

答:血液透析中心作为感染高风险部门,应该每季度监测一次。

（1）采样时间:选择消毒处理后与进行医疗活动之前期间采样。

（2）采样高度:与地面垂直高度 80~150cm。

（3）布点方法:室内面积≤30m²,设一条对角线上取 3 点,即中心一点、两端各距墙 1m 处各取一点;室内面积 >30m²,设东、西、南、北、中 5 点,其中东、西、南、北点均距墙 1m。

（4）采样方法:用 9cm 直径的普通营养琼脂平板放置于各采样点,将皿盖打开,暴露 5 分钟,盖上皿盖,及时送检培养。

（5）判定标准:空气细菌菌落总数≤500cfu/m³。

20. 血液透析中心使用中的消毒剂如何监测?

答:应根据消毒剂的不同种类和用途,实施不同的监测方法和频度。血液透析中心常用消毒剂有洗必泰、酒精、碘伏等,应该每季度监测一次。不稳定的消毒剂如含氯消毒剂、过氧乙酸等应每日进行浓度监测。相对稳定的消毒剂如2%的戊二醛,则根据其用途不同监测要求不同。

(1) 采样时间:采取使用中即将更换前的消毒剂。

(2) 采样种类:血液透析中心的所有消毒剂,每种消毒剂每次各采一个样本。

(3) 采样方法:严格按照无菌操作,用无菌注射器抽取2ml被检消毒剂,放入无菌瓶中送检。

(4) 判定标准:使用中的皮肤黏膜消毒剂细菌菌落总数≤10cfu/ml;其他使用中消毒剂细菌菌落总数≤100cfu/ml。

21. 血液透析中心感染控制的监测要求是什么?

答:

(1) 物体表面:透析室物体(门把手、治疗车、治疗盘、治疗台桌面等)表面、透析机表面每季度监测一次;物体表面细菌菌落总数≤10cfu/cm^2。

(2) 医务人员的手监测:每季度监测一次;细菌菌落总数应≤10cfu/cm^2。

(3) 空气监测:每季度监测一次;空气细菌菌落总数≤500cfu/m^3。

（4）消毒剂的监测：洗必泰、酒精、碘伏每季度监测一次；使用中的皮肤黏膜消毒剂细菌菌落总数≤10cfu/ml。

（5）透析液、反渗水的监测：每月对反渗水、透析液进行细菌监测，内毒素的监测每季度一次。

（6）透析病人传染病病原微生物的监测：每半年进行一次乙肝、丙肝、梅毒、艾滋病的感染筛查。

22. 维持性血液透析病人发生感染的易感因素有哪些？感染发生的常见类型有哪些？

答：维持性血液透析病人由于自身合并多种疾病、免疫功能低下、营养不良、贫血等，另外血液透析过程中频繁体外循环和穿刺、导管护理不当、消毒隔离不严密、透析液污染、输血、病人卫生习惯不良等都是导致感染的因素。

感染的常见类型包括血管通路感染、泌尿系统感染、呼吸道感染、消化道感染、血液传播性疾病感染等，其中与透析治疗密切相关的是血液传播性疾病感染（常见的有乙肝、丙肝、获得性免疫缺陷综合征等）和血管通路感染（包括动静脉内瘘的感染及中心静脉导管的感染）。

23. 血液透析中心对于首次透析的病人，感染管理的要求是什么？

答：

（1）对于第一次透析的病人或由其他中心转入的病人必须在治疗前进行乙肝、丙肝、梅毒及艾滋病感染的相关检查。

对于乙型肝炎病毒（HBV）抗原阳性病人应进一步行 HBV-DNA 及肝功能指标的检测,对于丙型肝炎病毒（HCV）抗体阳性的病人,应进一步行 HCV-RNA 及肝功能指标的检测。保留原始记录,登记病人检查结果。

（2）告知病人血液透析可能带来的血源性传染性疾病,要求病人遵守血液透析中心有关传染病控制的相关规定如消毒隔离、定期监测等,并签署透析治疗知情同意书。

（3）建立病人档案,在排班表、病历及相关文件中对乙肝和丙肝等传染病病人做明确标识。

24. 如何对乙肝和丙肝的病人进行感染管理?

答:乙肝和丙肝病人必须分区进行隔离透析,感染病区的机器不能用于非感染病人的治疗,应配备感染病人专门的透析操作治疗车及治疗用物。护理人员应相对固定,护理乙肝和丙肝病人的护理人员不能同时照顾乙肝和丙肝阴性的病人。乙肝、丙肝感染病人不得复用其透析器或血滤器。

25. 透析病人传染病病原微生物的监测要求是什么?

答:

（1）对于首次透析的病人或由其他中心转入的病人见23 问。

（2）对长期透析的病人应该至少每 6 个月检查乙肝、丙肝、梅毒及艾滋病病毒标志物 1 次;保留原始记录并登记。

（3）对于血液透析病人存在不能解释的肝脏转氨酶异常升高时应进行 HBV-DNA 和 HCV-RNA 定量检查。

（4）如有病人在透析过程中出现乙肝、丙肝阳性,应立即对密切接触者进行乙肝、丙肝标志物检测。

（5）对于怀疑可能感染乙肝或丙肝的病人,如病毒检测阴性,其后 1~3 个月应重复检测病毒标志物。

26. 血液透析中心的工作人员感染监测和防范的要求是什么?

答:

（1）工作人员应该掌握和遵守血液透析中心的相关感染管理制度,并实施规范化的标准操作。

（2）血液透析中心的工作人员应定期进行乙肝、丙肝标志物的监测。乙肝阴性的工作人员建议注射乙肝疫苗。

（3）工作人员遇针刺伤后应该按照相关流程进行处理,并填写《医务人员职业暴露登记表》,交医院感染管理办公室备案。

27. 医务人员遇到针刺伤后,如何做紧急处理?

答:

（1）轻轻挤压伤口,尽可能挤出损伤处的血液,再用流动水和肥皂液进行冲洗;被暴露的黏膜,应当反复用生理盐水冲洗干净;然后用 0.5% 碘伏或者 75% 乙醇消毒伤口,并包扎伤口。

（2）被 HBV 或 HCV 阳性病人的血液、体液污染的锐器刺伤后，建议在 24 小时内注射乙肝免疫高价球蛋白，同时进行病毒标志物检查，阴性者于其后 1~3 个月再检查，仍未阴性可给予皮下注射乙肝疫苗。

28. 什么是血管通路的感染发生率？

答：血管通路的感染发生率是对血液透析中心所有病人的血管通路类型，包括自体动静脉内瘘、移植物内瘘及中心静脉导管的感染率的评价。

血管通路的感染发生率 = 血管通路感染病人的人数 / 透析病人总人数 × 100%。

根据 2006 年 KDOQI 指南建议的目标值，自体动静脉内瘘的感染发生率 <1%；移植物内瘘的感染发生率 <10%；带隧道带涤纶套的导管 3 个月感染发生率 <10%，1 年内感染发生率 <50%。

29. 作为透析护士应该如何监测血管通路的感染发生？

答：

（1）透析开始前

1）护士进行血管通路的评估。

2）观察导管出口皮肤或动静脉内瘘处皮肤，如出现红、肿、压痛及有分泌物时应及时通知医生，不能立即进行透析治疗的操作。

（2）透析过程中

1）护士进行巡视。

2）如透析病人出现寒战、发热时,应立即通知医生,遵医嘱必要时结束透析治疗。

3）护士遵医嘱留取血常规及血培养标本。

（3）感染后处理

1）对感染处皮肤进行严格消毒。

2）导管内部及内瘘皮肤处的感染,应遵医嘱暂停使用该通路进行透析治疗。

3）根据检查结果遵医嘱选用合理抗生素治疗。

30. 血液透析中心的治疗物品如何进行转运?

答:

（1）护士按治疗需要在治疗室准备治疗物品,并将所需物品放入治疗车,带入透析治疗单元的物品应为治疗必需,并符合清洁或消毒要求。

（2）治疗车不能在传染病区和非传染病区交叉使用。

（3）不能将传染病区病人的物品带入非传染病区。

（4）不能用同一注射器向不同的病人注射肝素或对深静脉置管进行肝素封管。

31. 透析管路和透析器应该在预冲后几小时内使用?

答:透析管路预冲后必须在 2 小时内使用。一次性使用的透析器预冲后超过 2 小时未使用应作报废处理。如果是可复用透析器,预冲后超过 2 小时未使用需重新消毒,预冲 4 小时仍未使用者,应作报废处理。

32. 医院感染的定义是什么?

答:医院感染是指住院病人在医院内获得的感染,包括在住院期间发生的感染和在医院内获得出院后发生的感染;但不包括入院前已开始或入院时已处于潜伏期的感染。医务工作人员在医院内获得的感染也属医院感染。

33. 医院感染暴发的定义是什么?

答:医院感染暴发是指在医疗机构或其科室的病人中,短时间内发生 3 例以上同种同源感染病例的现象。

(刘　瑶　陶珍晖)

第七章

透析设备与透析用水

1. 血液透析机主要由哪几部分组成?

答:血液透析机主要包括:

(1)体外循环系统:主要包括血泵、肝素泵、动静脉压监测及空气监测等组件。

(2)透析液供给系统:由温度控制系统、配比系统、除气系统、电导率监测系统、超滤监测和漏血监测等部分组成。

(3)显示与微机控制系统。

2. 体外循环系统各部件作用是什么?

答:

(1)血泵:为血液循环提供动力,以维持血液透析治疗的顺利进行。血泵部分往往具有转速检测功能,用来监测病人的血流情况。血泵转轮与凹槽间距设定要精确,并需要根据血路泵管的情况进行调整,不可太松,否则会造成血流速检测不准;也不可太紧,如果太紧会挤压泵管,造成管路破裂,发生溶血。

（2）肝素泵：相当于临床上应用的微量注射泵，以设定速率持续向病人血液中注射肝素。

（3）动脉压监测组件：用来监测透析器内血栓、凝固和压力的变化。大部分血液透析机动脉的监测是通过压力传感器在血泵前位置测量，因此为负值。

（4）静脉压监测组件：用来监测管路血液回流的压力。静脉压监测通过压力传感器连接在静脉壶上测量，接近于整个体外循环的末端，该点在血泵后面，因此为正压。

（5）空气监测组件：用来监测血液回路以及静脉壶中的气泡。一般用超声波探测的原理，当监测到有气泡时，触发机器报警，同时夹紧静脉壶下方的夹子，血泵停转，以避免空气通过回路进入病人体内，造成空气栓塞。

3. 血液透析机的基本工作原理是什么？

答：透析用水（反渗水）进入透析机，经过加热、除气后与透析用浓缩液稀释混合成合格的透析液，进入透析器与病人的血液进行溶质弥散、对流和吸附作用，作用后的血液返回病人体内，同时透析废液由透析液供给系统排出。以上过程不断循环往复，从而达到清除病人体内尿毒症毒素、多余的水分，维持电解质平衡及内环境稳定的目的。透析治疗过程中若血路或水路系统的监测值超出安全范围，会发出声光警报，提示操作人员要采取相应的解决措施。这些过程都是在微机控制系统的指令下进行的。

4. 透析机温度控制系统的原理是什么?

答:温度控制系统由加热控制和温度监测两部分组成。

(1)加热控制:加热部分由温度传感器控制加热棒工作,将透析液加热到操作者预先设定的温度范围内,一般控制在37℃左右,根据病人情况可适当调节。

(2)温度监测:在透析液进入透析器前安装温度传感器,对透析液在配制输送过程中的温度变化进行实时监测,并显示温度实际值。当温度发生异常时会触发报警,透析液旁路,温度不合格的透析液直接排放掉,不会进入透析器,以保证血液透析治疗的安全。

5. 透析液配比是怎样实现的?

答:透析液是由透析浓缩液(A、B液)与反渗水在混合室内按一定比例稀释混合而成的。不同品牌透析机稀释比例会有所不同,根据原理可分为容量控制和电导度控制两种。

(1)容量控制比例稀释系统:透析机浓缩液A泵和B泵以各自恒定的频率和恒定的吸入量吸入相应的浓缩液,与反渗水按照一定比例混合,配制出精准的透析液。

(2)电导度控制比例稀释系统:透析机用两个电导度传感器分别测量反渗水与A(或B)液按比例混合后的电导度,以及三者混合后的最终透析液的电导度,根据实际测量值与目标值进行比较后自动调节控制浓缩液A泵或B泵的转速以达到目标值。

6. 透析机除气系统原理是什么？主要包括哪些部分？

答：各品牌透析机的除气系统在结构上有很大不同，但原理相近，都是利用负压原理使溶解在反渗水中的气体扩张成为气泡逸出，从而避免透析液中混有空气，影响透析治疗。一般包括除气室、负压泵、相关阀及管路等组件。

7. 透析机电导率监测是怎样实现的？

答：电导率是反映液体导电能力的一个参数，间接反映液体中的离子浓度。透析液中含有大量电解质，有一定的导电能力。透析机普遍通过安装在透析液通路中的电导度传感器进行测量并通过计算给出透析液的 Na^+ 浓度。

8. 反渗透膜的工作原理是怎样的？

答：我们常说的反渗透装置的核心部件——反渗透膜，是一种半透膜，是一种对不同粒子的通过具有选择性的薄膜。反渗透膜是用高分子材料经过特殊工艺制成的半透膜，膜上有很多很小的膜孔（孔径 <1.0nm），膜孔周围的水分子在反渗透压力的推动作用下流出而达到除盐的目的。而原水中的无机盐、重金属离子、有机物、菌体、胶体等物质无法通过反渗透膜，只能留在浓缩水中被排放。

9. 透析器的工作原理是什么?

答:透析器也称"人工肾",由成千上万根化学材料制成的空心纤维组成,而每根空心纤维上分布着无数小孔,也是一种半透膜。透析时血液流经膜内而透析液流经膜外,反向流过透析器。借助膜两侧的溶质梯度、渗透梯度和水压梯度,血液和透析液中的一些小分子溶质及水分通过空心纤维上的小孔进行交换,交换的最终结果是血液中的毒素及一些电解质、多余的水分进入透析液中被清除,透析液中的电解质也可以进入血液中,从而达到清除毒素、水分、维持酸碱平衡及内环境稳定的目的。透析器膜面积即交换面积决定了小分子物质的通过能力,而膜孔径的大小决定了中大分子的通过能力。

10. 透析用水处理系统主要组成部件有哪些?

答:主要包括预处理系统、反渗透系统以及反渗水供水系统。其中预处理系统包括增压泵、过滤器、砂滤器、软水器、活性炭罐等组件。

11. 增压泵的功能是什么? 如何对其进行日常安全监测与维护?

答:透析用水处理系统需要恒定的供水流量和供水压力,增压泵为源水提供流动的动力,使水以一定的压力和流量顺利通过预处理,到达反渗主机前;压力范围通常设定在2~4kg。

监测与维护:每天检查水泵前后水压并记录,并确认水泵和调节阀工作正常,接口无漏水。

12. 过滤器的功能是什么? 如何对其进行日常安全监测与维护?

答:包括粗滤器和保安滤器。

(1) 粗滤器位于原水与增压泵之间,主要过滤水源中的悬浮粒子,如淤泥或胶质,防止此类物质影响活性炭、树脂和反渗膜的性能。一般选择 10μ 的滤芯。

(2) 保安滤器位于预处理与反渗透系统之间,应选择更加精细(5μ)的滤芯,防止上游活性炭或树脂因磨损所产生的细小颗粒流出,而对反渗膜造成堵塞或划伤。

监测与维护:每天检查滤器前后水压并记录。过滤器进出口出现压差并逐渐增大,显示过滤器内阻塞。当压差达到一定值时,不但使水流量降低,也显示过滤功能丧失,应更换新的过滤器。

13. 砂滤器的功能是什么? 如何对其进行日常安全监测与维护?

答:砂滤器是一种多介质过滤器,用几种过滤介质(如石英砂、无烟煤、锰砂等),在一定的压力下把浊度较高的水通过一定厚度的粒状或非粒状材料,从而有效去除悬浮杂质。随着水的流动,通过每一介质层后会留下更小的颗粒。颗粒沉积,渠道开始堵塞。这会产生阻力,使达到系统下游水部件的水减少。为了减少堵塞,砂滤器会反冲洗,冲洗被沉积的粒子和茸毛。

监测与维护：每天检查水通过砂滤器前后的压力差。压力差增加，提示砂滤器阻塞，需要对砂滤器反冲洗或处理。每天检查砂滤器工作时间是否准确并记录。

14. 软水器的功能是什么？如何对其进行日常安全监测与维护？

答：软水器内含有树脂即软化剂，树脂吸附自来水中带正电荷的钙镁离子，同时释放等电荷的钠离子。当所有的钠离子释放完毕，树脂层被耗尽，就必须用饱和盐溶液浸泡树脂层，进行树脂再生，恢复树脂的交换能力。因此需要根据原水水质情况设定软化器再生周期，并保证盐桶中有足量的饱和盐水。透析过程中不允许软水再生，否则会导致透析用水中钠离子浓度高。

监测与维护：每天检测软水器后水的硬度、前后水压、软水器工作时间，并记录。

15. 活性炭罐的功能是什么？如何对其进行日常安全监测与维护？

答：自来水中加入的氯和氯胺等消毒剂，以及某些有机化合物可通过活性炭吸附清除。如果活性炭失效导致余氯超标，会使透析病人发生溶血性贫血的概率升高。游离氯会损坏反渗膜，降低其使用寿命。因此，如果活性炭吸附能力下降，需及时更换填料。

监测与维护:每天检测活性炭罐后水的余氯是否合格,系统运行一段时间后取样,且取样后应立即检验,因为氯胺的浓度会随时间迅速下降。每天检查滤器前后水压并记录,前后压力出现压力差时需做反冲。检查工作时间是否准确。

16. 如何对反渗透系统进行日常安全监测与维护?

答:一般反渗水出、入水口安装有温度补偿的电导度表,应每天检查并记录反渗水进出电导度值。每天观察反渗水产水量和系统各部分运行压力并记录。

每月检测反渗水细菌含量,每3个月检测反渗水的内毒素浓度,每年检测反渗水化学物质含量,定期消毒反渗膜。反渗透系统连续停机48小时要求重新消毒,如果采用化学消毒,需检测消毒剂残余浓度。

17. 我国透析用水质量标准是什么?

答:中华人民共和国医药行业标准 YY0572—2015,主要从理化和微生物两大方面对透析用水的水质进行规范(表 7-1~7-3)。

表 7-1　透析用水中有毒化学物和透析溶液电解质的最大允许量

（YY0572—2015）

污染物	最高允许浓度(mg/L*)
血液透析中已证明毒性的污染物	
铝	0.01

续表

污染物	最高允许浓度（mg/L*）
总氯	0.1
铜	0.1
氟化物	0.2
铅	0.005
硝酸盐（氮）	2
硫酸盐	100
锌	0.1
透析溶液中的电解质	
钙	2（0.1mEq/L）
镁	4（0.3mEq/L）
钾	8（0.2mEq/L）
钠	70（3.0mEq/L）

＊除非有其他注明

表 7-2 透析用水中微量元素的最大允许量

污染物	最高允许浓度（mg/L）
锑	0.006
砷	0.005
钡	0.1
铍	0.0004
镉	0.001
铬	0.014

续表

污染物	最高允许浓度（mg/L）
汞	0.0002
硒	0.09
银	0.005
铊	0.002

表7-3 透析用水所含生物污染物最大限值（YY0572—2015）

细菌	100cfu/ml
内毒素	0.25EU/ml

18. 透析液和透析用水细菌培养应选用何种培养基？

答：透析用水经过一系列处理，其中的有机物质浓度很低，是极乏营养环境。其中的水生菌最理想的生长条件是相对营养成分少的培养基以及20℃左右的环境温度，细菌生长缓慢，通常形成菌落需要5~7天。故应选择符合水生菌生长环境的乏培养基。

（1）欧洲最佳实践指南建议：使用胰化蛋白胨葡萄糖培养基（TGEA）或Reasoner's 2A琼脂培养基（R2A），培养温度20℃，7天。

（2）ISO 2009则建议培养温度为20~22℃，培养时间为120~168小时。

（3）美国 AAMI RD62—2006 推荐使用胰蛋白酶大豆琼脂（TSA）培养基，培养温度 37℃，时间为 48 小时。

（4）中国 YY0572—2015 推荐使用胰化蛋白胨葡萄糖培养基（TGEA）、Reasoner's 2A 琼脂培养基（R2A）或其他能提供相同结果的培养基，不能使用血琼脂培养基和巧克力琼脂培养基。推荐使用 17~23℃的培养温度和 168 小时（7 天）的培养时间。

19. 透析液微生物检测频率及采样注意事项有哪些？

答：

（1）细菌检测：每月进行至少一次透析液的细菌培养，应在透析液流入或流出透析器的位置收集标本，使用一次性注射器吸取透析液，细菌数不能超过 200cfu/ml，登记并保留检验结果。

（2）内毒素检测：至少每 3 个月进行一次透析液内毒素检测，在透析液流入的位置取样，使用一次性注射器吸取透析液，内毒素不能超过 1EU/ml，登记并保留检验结果。

（3）注意事项：采集样本时，应掌握取样技巧避免再污染，以获取较真实的数据。从透析液流入口即快速接头采集透析液标本时，应注意避免接触到快速接头边缘或外套环的透析液被抽取，因为快速接头外表有空气的自然落尘，且快速接头在连接透析器时经常被接触污染。

20. 跨膜压(TMP)的影响因素有哪些?

答:影响跨膜压的因素主要有:①静脉压,跨膜压是血液和透析液侧进出口压力平均值的差异,一般用压力传感器测量静脉压力和透析压力,跨膜压与静脉压直接相关;②透析器,如不同超滤系数的透析膜的选择;③超滤速率的设置,如短时间内设置超滤量过大,易使跨膜压超过限度而报警;④透析液除气不足,预冲时应尽可能排尽空气并检查透析器接口处是否紧密不漏气;⑤抗凝不足;⑥透析压力传感器损坏或工作点漂移,需要工程师维修,更换压力传感器或校准工作点。

21. 电导度报警常见原因有哪些? 应如何处理?

答:电导度警报常见原因有

(1)浓缩液配比:应首先检查浓缩液的供应情况,A、B液吸管位置是否正确,A、B液量是否足够等;若是自配浓缩液,应检查 A、B 浓缩液的配制是否正确。

(2)透析液流量:流量直接影响电导度。当流量与电导度同时报警时,应首先解决流量问题;另外,反渗水供给压力低也会造成透析液流量不稳,这种情况往往是多台机器同时报警,需适当调整反渗水输出压力。

(3)传感器:电导度传感器灵敏度漂移或显示误差,发现问题应及时解决或联系厂家。

(4)其他:检查 A、B 液管接口处是否漏气,O 形环是否磨损。

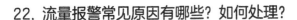

22. 流量报警常见原因有哪些？如何处理？

答：透析机流量报警时应及时查找原因，采取相应措施进行处理。

（1）透析机上下水管挤压、折曲：保证透析机上下水管通路顺畅，下水管不能太高。

（2）反渗水供给压力低：调整反渗水供水压力。

（3）水路堵塞：碳酸氢盐透析液易产生沉淀，严重时会堵塞机器，使透析液流量不稳，应选择合适的清洗剂除钙。

（4）硬件故障：需及时联系工程师，根据情况分析找出损坏的元器件进行更换维修。

23. 温度报警常见原因有哪些？

答：温度报警常见的因素有反渗水温度过低、反渗水供水不足或透析液流量不稳、加热器故障、温度传感器工作点漂移或损坏。

24. 基础钠和处方钠指的是什么？

答：基础钠是指在透析液配方及稀释比例已定的情况下，根据计算得到的钠值。处方钠是指透析治疗时所用的钠值，在基础钠确定的基础上，由医师根据病人实际情况而制定。以某配方为例：A 液提供 103mmol/L 的钠，B 液提供 35mmol/L 的钠，此时，基础钠应为 103+35=138mmol/L。在基础钠确定的情况下，机器利用调整 A 液比例泵的方法，达到医师处方

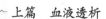

要求。

25. 影响透析超滤量的因素有哪些?

答:①透析前体重及干体重;②透析治疗中摄入的水、食物;③呼吸道、皮肤的隐性失水及排泄物等;④体外循环血路管内的预冲量、治疗后的回水量以及治疗中需要的补液量(包括输液)等;⑤治疗过程中透析液回路可能会有较多空气,或管路中有泄漏,都会影响超滤量;⑥超滤控制系统或部件损坏。

26. 什么是可调超滤?

答:透析时如果超滤量过大会引起有效循环血容量不足,当超滤率大于毛细血管再充盈率时,会引起有效循环血容量不足发生低血压。透析起始阶段血容量充足,毛细血管再充盈率高可以保证血管内有效循环血容量,超滤率与毛细血管再充盈率可达到较高水平的平衡。透析后阶段血液中尿素氮、肌酐等物质减少,渗透压和血管再充盈率下降,若继续维持起始设定的超滤率,容易发生低血压。若适时降低透析后阶段的超滤率,使超滤率与毛细血管再充盈率在较低水平形成平衡,可以有效预防低血压的发生。

在透析中合理选择超滤曲线,能更好适合调整不同时段的超滤率,确保有效循环血容量,可以有效地降低低血压的发生。

27. 在线透析充分性监测的原理是什么?

答:常规评价透析充分性是尿素清除指数(Kt/V),一般通过抽血检测透析前、后的尿素氮值计算而来。在线透析充分性监测是在病人进行血液透析治疗过程中实时测量尿素清除率。目前监测技术主要有钠离子模拟测量法和光谱测量法两种。

钠离子模拟测量法的原理是基于尿素与血钠清除率相互间的线性相关关系,在透析器透析液进出口端加装电导度传感器,通过瞬间控制透析液电导度的脉动变化,来测定钠离子的变化,进而通过计算机软件由钠浓度的改变值来计算得出Kt/V值并实时显示。

光谱测量法是在血液透析机废液通道上安装一个紫外线发射和接收装置。利用紫外线穿过透析废液的强度与废液中尿素浓度的线性相关关系,来实现尿素的实时监测。当紫外线通过含有尿素的废透析液时,光线被吸收,信号的强弱反映出废透析液中尿素的含量,从而得到 Kt/V。

实时监测的 Kt/V 不受通路再循环和心肺再循环的影响,避免了尿素反跳、残余肾功能、抽血时机错误及化验误差等因素的影响,理论上可以更准确地反映出血液透析对尿素氮的实际清除水平。

28. 何为在线血容量监测? 其意义是什么?

答:在线血容量监测(blood volume monitoring,BVM)是实

时监测透析过程中由于脱水导致的相对血容量（相对于透析开始时的血容量）的变化。以透析开始时测得的病人血液浓度作为基准，透析过程中实时测量的病人血液浓度与之相比较，就可得出血容量的变化即相对血容量。通过对病人治疗的观察，医生可以找到不同病人的相对血容量的关键值。并将该值输入给透析机血容量监测组件。这样就可以在低血压发生之前，通过机器给操作者以提示，避免透析中容量型低血压的发生。

29. 什么是在线血压监测?

答: 在线血压监测是在血液透析机上加装了电子血压计，治疗过程中随时可以监测病人血压的变化情况。它能实现即时监测和定时监测，也可以根据病人病情设置报警界限，一旦超出界限值即刻发出报警提示。有些品牌透析机还有控制功能，例如低血压发生时，自动降低超滤率等。

30. 漏血报警的工作原理及常见原因是什么?

答: 漏血报警的工作原理即通过检测红色光通量来判断光学检测腔内是否有血液存在，用来评估、推测透析器膜的破损。

常见原因有：透析器在储存、运输过程中造成的透析器膜机械损伤；预冲过程不当使透析器膜承受过高的压力而破损；空气或气泡进入透析液，透析液除气不良产生大量气泡；超滤率较大、透析液管与透析器接头连接不紧密；漏血检测器上若有沉淀或脏物黏附；透析机漏血探测器故障。

31. 气泡监测原理是什么？常见报警原因有哪些？

答：气泡监测报警是利用超声波在气体和液体中的传播速度不一样的原理来探测动、静脉管路上是否有气体。引起气泡报警原因有：

（1）各厂家生产的管路与其他耗材连接口不配套，接口连接不紧密。

（2）透析管路质量粗糙，遇到冷天时，透析管路易变形、硬化、易断裂。

（3）管路与穿刺针连接处出现滑扣或有破损。

（4）在血泵前动脉管路上输液完毕时未及时关闭调节夹，大量气体进入血液回路引发报警。

（5）血泵管被扭曲安置在血泵上，血泵转动后将其损坏。

（6）预冲盐水时冲洗管与动脉管路连接不紧密，使透析器和动静脉管路内有大量气体。或预冲时泵速过快使透析器和动静脉管路的管壁内留有气泡。

32. 肝素泵报警常见原因及相应解决措施？

答：透析机上的肝素泵其实就是一种微量注射泵，可以将药物精确、均匀、持续地输入体内，严格控制药物用量，保证药物最佳有效浓度，合理地调节药物的注射速度，连续输注各种急需的药物。

肝素泵报警的常见原因有：

（1）肝素泵未开启，未确认设定流量。

（2）肝素泵虽开启但肝素管处于夹闭状态。

（3）肝素泵开启状态下，肝素注射器内液体量为零。

发生报警后，应首先核对医嘱，确认肝素的用法和用量，并逐一检查是否正确设定，发现问题及时解决。

33. 透析机的消毒方式有哪些?

答:透析机常用消毒方式主要有热消毒、热化学消毒和冷化学消毒三种。

（1）热消毒是由机器内部的加热组件将反渗水加热至85~95℃，并在机器水路系统中密闭循环 20 分钟左右，然后进行冷却冲洗排放。

（2）热化学消毒与热消毒的区别是:在加热消毒的过程中同时吸入柠檬酸。由于碳酸氢盐透析液的广泛使用，在透析液回路中难免会产生钙沉淀，在高温消毒的同时吸入柠檬酸，可将消毒与除钙一步完成，消毒效果较好。

（3）冷化学消毒是指在常温下吸入消毒剂浸泡，达到消毒效果，但几乎没有除钙作用。常用的消毒剂为次氯酸钠和过氧乙酸，两者同是广谱杀菌剂。

（王　艳）

下篇　腹膜透析

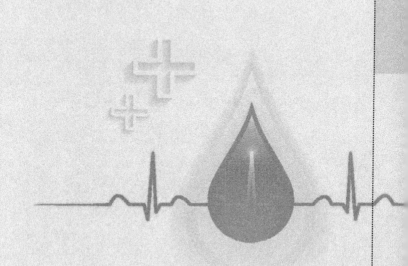

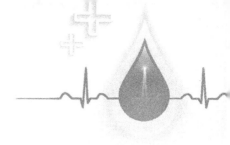

第一章

基本原理

1. 什么是腹膜透析?

答:腹膜透析(peritoneal dialysis,PD)是利用人体腹膜作为半透膜,以腹腔作为交换空间,通过弥散和超滤的原理,清除体内过多水分、代谢产物和毒素,达到血液净化、替代肾脏功能的治疗技术。

2. 腹膜透析原理是什么?

答:腹膜是具有良好通透特性的半透膜。在腹膜透析过程中,通过弥散和超滤作用,达到清除体内代谢废物和纠正水电解质失调的目的。

(1)腹膜的弥散作用:当膜两侧的溶质浓度不等时,高浓度一侧的溶质会向低浓度一侧移动。经过一段时间后,达到半透膜两侧的平衡。

(2)腹膜的超滤作用:主要是依靠透析液和血液的渗透压梯度差而使血液内的水分超滤出来。

3. 腹膜可以作为透析膜的结构是什么?

答:腹膜是一种生物性半透膜,腹膜透析时腹膜毛细血管内血液和腹腔内腹透液进行广泛溶质交换。在此过程中,溶质需要经过三层复杂解剖结构:

(1)腹膜毛细血管壁及其周围的基底膜。

(2)腹膜间质。

(3)高通透性腹膜间皮细胞层。

4. 描述腹膜上三种不同大小孔道存在的"三孔理论"是指什么?

答:"三孔理论"是指:从水、溶质转运的角度来说,结构复杂的腹膜可简单地被认为是一种存在三种不同孔径的孔道的半透膜,其中大孔平均直径为 15nm,占膜孔道不足 0.1%,主要为大分子物质的转运通道,小孔直径为 4~5nm,是膜上的主要孔道,占 95%,是水和小分子溶质转运的主要通道,另外有 5% 左右的超微孔道,这一孔道主要介导水的转运,直径为0.3~0.5nm。

5. 什么是腹膜清除率? 影响腹膜清除率的因素有哪些?

答:腹膜清除率是指腹膜每分钟清除的某种溶质的血浆容量,是衡量腹膜效能的重要指标之一,用一次引流时的 D/P 值乘以相应的引流量除以总的停留时间,则得到腹膜清除率。

其影响因素如下：

（1）透析液流量及停留时间：透析液流量越快，停留时间越长，清除率越高。

（2）透析液温度：将透析液加温，溶质弥散速度加快，血管扩张后血流量增加，可使溶质清除效率增加。

（3）血管活性药物：通过改变腹膜微循环功能而影响腹膜清除率，血管扩张剂可扩张血管，增加灌注毛细血管的数量，又能直接影响其通透性，提高溶质的清除率。缩血管剂通过使腹膜的毛细血管收缩而降低清除率。

（4）透析液的分布：透析液进出腹腔能改变透析液的分布，进而影响透析液与腹膜的接触面积。如增加透析液入量，使肠系膜皱襞间隙充分与透析液接触，则可同时提高大分子和小分子溶质的清除率。

6. 理想腹膜透析液应具备哪些特点?

答：理想腹膜透析液应具备如下特点：

（1）可预测溶质清除率和超滤率。

（2）可提供病人所缺乏的溶质并能清除尿毒症毒素。

（3）可提供部分营养而不引起代谢紊乱。

（4）pH 在生理范围，为碳酸盐缓冲剂。

（5）渗透液制剂很少被吸收、无毒，每天产生足够超滤量。

（6）可抑制细菌和真菌生长，但对腹膜和病人的局部防御机制无影响。

7. 目前应用的腹膜透析液都含有哪些成分?

答: 腹膜透析液成分主要包括:

（1）渗透压制剂:葡萄糖。

（2）缓冲液成分:最常用的是乳酸盐,它是为了防止葡萄糖在高温清毒中发生焦糖化而加入的,其进入机体后很快在肝脏中被代谢为碳酸氢盐,但在机体乳酸性酸中毒及肝功能障碍时这种代谢被阻断。

（3）电解质组成:主要包括钠、钙、镁、钾离子。

（4）添加剂及保护剂。

8. 什么是腹膜透析充分性? 透析充分性评价的意义是什么? 有哪些影响因素?

答: 腹膜透析充分性是指一定透析剂量和方法使病人达到一种稳态,在这种稳态下病人可以长期存活并维持较高的生活质量。广义的透析充分性是指病人通过透析治疗达到并维持良好的临床状态,狭义的透析充分性主要是指透析对小分子溶质的清除,常以尿素为代表,即尿素清除指数 Kt/V。

通过评估病人的透析充分性,从而有根据地调整透析治疗方案,以达到更好的透析效果,保证病人的透析质量。

影响透析充分性的因素有透析液量、透析液总剂量、残余肾功能、腹膜转运特性、透析方式。

（刘天姣）

第二章

透析导管

1. 腹膜透析管的种类有哪些?

答:腹膜透析管分为慢性透析管和急性透析管。

（1）慢性腹膜透析管:主要有 Tenckhoff 管、天鹅颈管和多伦多西部医院(TWH)管,Tenckhoff 管有很多种类:根据导管涤纶套个数分为单涤纶套导管和双涤纶套导管,两个涤纶套将导管分为三段:腹内段、隧道段和腹外段。根据管末端的形状,可分为直管和卷曲管。

（2）急性腹膜透析管:目前已经很少使用,仅偶用于紧急腹膜透析时,目前在国内使用的硬质管主要为 Peritocat 管,相关并发症较软质管多。

2. 置管方式都有哪些?

答:置管方式主要包括:

（1）穿刺法:床旁进行,使用穿刺套针和导丝技术,通常用于暂时急性腹膜透析病人。

（2）腹腔镜置管:通过腹腔镜直视下进行置管手术。

（3）手术法：主要有标准手术法、改良手术法。

3. 透析管相关并发症有哪些?

答：透析管相关并发症主要包括早期并发症和晚期并发症。

（1）早期并发症主要包括出血、渗漏、阻塞、移位、疼痛。

（2）晚期并发症主要包括出口处感染、外涤纶套外露、阻塞、渗漏、腹膜炎，以及其他少见的并发症如机械性意外事件、导管损坏、变态反应等。

4. 腹膜透析置管术后常见的主要问题及处理有哪些?

答：主要问题有出血、腹痛、引流不畅、渗漏与透析液混浊。

（1）出血：手术后淡血性透析液常见，一般不需特殊处理；颜色较深时也可进行腹腔冲洗，颜色会逐渐变淡。手术中损伤腹腔脏器引起活动性出血少见。女性月经期或排卵期前后有时出现血性透析液，不用特殊处理。

（2）腹痛：位于导管尖端附近，通常1周后病人可适应。常见原因：导管及腹膜透析液（低 pH 值、高糖、温度高、加入药物）刺激。处理：减慢液体进出速度（减少高度差、关小短管开关，适当握住引流管），尤其是开始入液和引流将结束时；对于症状明显的病人，可允许腹腔存留少量液体；也可在透析液中加入利多卡因。还须除外腹腔感染引起的疼痛。

（3）引流不畅，原因：被肠管压迫、充盈膀胱压迫、纤维蛋白堵塞、导管移位等。处理:更换体位、通便、导尿;仍然无效,使用肝素1ml+0.9%氯化钠9ml注入透析管,1小时后引流,并在以后的24小时内每2L透析液中加入肝素0.2ml。必要时须摄立位腹平片除外导管移位。

（4）渗漏:原因包括老年、肥胖、糖尿病、长期使用激素致腹壁松弛,腹壁组织营养不良,或因置管后立即透析时入液量过大。常见部位:切口或导管出口处渗液,腹部水肿或腰围增粗,阴囊、阴茎或阴唇水肿,或无全身水肿时出现胸腔积液,超滤量下降。寻找渗漏部位的方法:外部漏液可利用尿糖试纸检测切口处或导管出口处流出的液体内是否含有葡萄糖;内部渗漏可检查腰围是否增粗,腰背部是否出现皮下水肿,阴囊、阴茎、阴唇部是否出现水肿,必要时进行腹部CT检查。腹膜CT成像检查可以帮助确定渗漏的具体部位。处理:多卧床、少活动,小容量透析;必要时血透过渡。若无紧急透析指征,最好延迟2~3周后再开始透析。

（5）透析液混浊:可能是腹膜炎,立即留取腹膜透析液常规、细菌涂片、培养。乳糜腹水,查腹水乳糜试验可证实。

（刘天姣　许　莹）

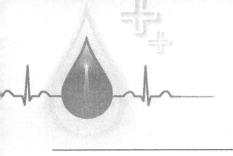

第三章

技术应用与护理

1. 腹膜透析适应证有哪些?

答:腹膜透析适应证主要包括:

(1)急性肾衰竭:一旦诊断成立,若无禁忌证可早期腹膜透析,预防并发症发生。

(2)慢性肾衰竭:通过腹膜透析治疗清除体内的代谢产物和多余的水分,纠正水、电解质和酸碱失衡。

(3)急性药物和毒物中毒:尤其是有血液透析禁忌证或无条件进行血液透析的病人。

(4)其他:充血性心力衰竭、急性广泛性腹膜炎、急性胰腺炎、肝衰竭、冻伤或高热、通过腹腔给予药物等。

2. 腹膜透析禁忌证有哪些?

答:腹膜透析禁忌证包括绝对禁忌证和相对禁忌证。绝对禁忌证包括:

(1)有严重减少腹膜面积的情况,如大部分肠系膜切除后,腹膜的广泛性粘连或纤维化 >50%。

（2）腹部或腹膜后外科手术所致的腹膜缺损或先天性缺损：因腹膜面积减少影响透析充分性。

（3）严重慢性阻塞性肺疾病：当腹腔内灌入透析液时，有出现急性肺功能衰竭的危险。

相对禁忌证包括：

（1）新近的腹部手术或腹部有外科引流管：此时进行腹膜透析治疗会增加感染的概率。

（2）全身性血管疾病：如多发性血管炎综合征、全身性硬皮病、严重的动脉硬化症等，均可降低腹膜透析效能。

（3）晚期妊娠或腹腔内巨大肿瘤者：因腹腔容积减少会影响透析效果。

（4）局限性腹膜炎：待炎症好转后可行腹膜透析治疗。

（5）严重肥胖：常存在置管困难和透析不充分的问题。

（6）肠造瘘术或尿路造瘘术：这两种情况增加了腹腔感染的危险性。

3. 腹膜透析技术种类有哪些？

答：腹膜透析技术有多种，有单纯手工操作的，有用腹膜透析机进行透析的，也有两者混合的。主要分为：持续不卧床腹膜透析（continuous ambulatory peritoneal dialysis，CAPD），以及各种利用腹膜透析机进行腹膜透析液交换的自动化腹膜透析（ambulatory peritoneal dialysis，APD），包括间歇性腹膜透析（intermittent peritoneal dialysis，IPD）、夜间间歇性腹膜透析（nocturnal intermittent peritoneal dialysis，NIPD）、持续循环式腹膜透析（continuous cycling peritoneal dialysis，CCPD）及潮式腹膜透析（tidal peritoneal dialysis，TPD）。另外，行 CAPD 的病人也可视情况进行一次或多次夜间自动腹膜透析。

4. 什么是腹膜透析围术期护理?

答：围术期护理是指腹膜透析病人置管术前至手术后 2 周这段时间的护理。

5. 腹膜透析置管术前有哪些术前准备?

答：术前准备主要包括：

（1）皮肤准备：清洁皮肤、沐浴或擦洗（特别注意肚脐窝处）、备皮、从耻骨联合至肋缘下。

（2）保持排便通畅：术前注意通便，可使用开塞露或其他缓泻剂。

（3）嘱病人术前禁食，但按常规服用降压药物。糖尿病或低血糖风险病人遵医嘱酌情处理。

（4）协助病人完成各项检查：血常规、血型、凝血功能、抗感染筛查和急诊生化。

（5）心理护理：了解病人对透析的准备程度和接受程度，适当给予安慰和鼓励。

6. 腹膜透析置管术前应用抗凝药者的处理方法?

答：腹膜透析置管术前应用抗凝药者的处理方法包括：

（1）口服氯吡格雷（波立维）和阿司匹林者：术前 1 周停

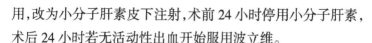

用,改为小分子肝素皮下注射,术前 24 小时停用小分子肝素,术后 24 小时若无活动性出血开始服用波立维。

（2）口服华法林者:术前 3 天停用,改为小分子肝素皮下注射,术前 24 小时停用小分子肝素,术后 24 小时若无活动性出血开始服用华法林。

（3）行血液透析治疗者:手术前 24 小时内采用无肝素透析。

7. 腹膜透析置管术后护理有哪些内容?

答:腹膜透析置管术后护理主要包括:

（1）生命体征的监测。

（2）切口和外出口的护理:术后一周内若敷料完好,无大量分泌物,可不换药;若敷料被血或液体渗透,以及敷料脱落,应及时换药并更换敷料。一周后隔日换药。淋浴后立即换药。

（3）术后鼓励适当活动,排气后可进食柔软易消化、产气少的食物。

（4）健康指导:主要包括外出口的护理、腹膜透析换液操作培训及饮食与活动的指导。

（5）延续护理:即出院后由腹膜透析中心责任护士进行长期随访管理。

8. 腹膜透析换液操作的地点和环境消毒有什么要求?

答:腹膜透析环境要求包括:

（1）操作地点应明亮、干净、避风、干燥。透析期间应避免人员和动物在周围来回走动。

（2）室内空气采用紫外线消毒,每日 2 次。若居家透析环境为吃住与操作在一屋,每次透析之前进行紫外线消毒。安装时紫外线灯应 ≥1.5W/m³（30W 紫外线灯,在 1.0m 处的强度 >70μW/cm²）,照射时间 ≥30 分钟。

（3）桌面和地面用 75% 乙醇或含氯 5‰的清洗消毒剂擦洗,每日 1~2 次。

9. 腹膜透析换液操作前需要对透析用物品进行检查,检查项目有哪些?

答:腹膜透析换液操作前应仔细检查:

（1）检查一次性碘伏帽:有效日期,包装是否严密、有无漏气。

（2）检查透析液:有效日期、浓度、是否混浊、是否渗漏、温度是否合适、拉环是否紧扣、绿塞子有无折断。透析液加热后内外袋之间可有少量湿气,若水量大于 5ml 或大于 1 拇指宽度,则认为不能使用。

（3）打开透析液外包装袋,按压内袋,再次检查透析液内袋是否有渗漏。

10. 洗手有什么要求?

答:腹膜透析操作应遵守手卫生要求:

（1）用流动的水洗手:按照 "六步洗手法"。第一步,湿润双手涂抹洗手液或肥皂,掌心相对,手指并拢互相揉搓;第二步,手心对手背沿指缝相互揉搓,两手交换进行;第三步,掌心相对,双手交叉沿指缝相互揉搓;第四步,半握拳放在另一手掌心旋转揉搓,两手交换进行;第五步,一手握另一手拇指旋转揉搓,两手交换进行;第六步,将五个手指尖并拢放在另一手掌心揉搓,交换进行。揉搓的时间至少15~20秒。

（2）使用速干手消毒剂:手上无可见污物时使用,采用六步洗手法,揉搓15~20秒,至搓干。

11. 什么是自动化腹膜透析?

答: 自动化腹膜透析是通过设定腹膜透析机的程式,由一台自动腹膜透析机完成透析液灌入和排出腹腔的过程。其优点是方便、容易操作且能提高病人的生活质量。病人可以利用夜间休息时间进行自动腹膜透析,白天则可以安排日常活动或工作,有利于病人更好地回归社会,创造社会价值。

12. 自动化腹膜透析机治疗需要设定的内容?

答: 按照腹膜透析医嘱分别设定"总治疗量""总治疗时间""每袋注入量""最末袋注入量""最末袋葡萄糖浓度""0周期引流警讯"。

13. 什么是腹膜透析病人外出口? 如何评估外出口?

答: 外出口是指腹膜透析导管腹内段从腹腔经过腹壁

钻出皮肤的位置。根据外出口的特征,分为外面观和内面观。根据导管腹外段的方向,外出口可以分为水平和向下出口。

14. 如何评估外出口?

答:评估过程可简要概括为"一看二按三挤压"。

(1)看:观察敷料清洁度;敷料外面是否有分泌物外渗;胶布是否脱落;管路保护是否正确。揭下敷料及胶布,查看敷料内面分泌物情况,查看外出口外面观和内面观分别有无红肿、结痂及肉芽,以及管路清洁度。询问外出口及隧道有无疼痛。

(2)按:沿隧道由切口处向外出口处按压。询问有无压痛,观察有无分泌物。

(3)挤压:用手提起管路沿隧道方向挤压,观察外出口内面分泌物、组织生长情况。

(4)评估窦道,即外涤纶袖套与可视外出口边缘的距离。

(5)根据外出口评估情况进行分级。

15. 何为 Twardowski 外出口分级方法?

答:它是目前通用的外出口分级方法,是由 Twardowski 等在 1996 年建立并逐渐完善的。该方法评估外出口的渗液、结痂、颜色、疼痛和发生时间,将外出口分为很好、良好、可疑感染、急性感染、慢性感染这几个级别。

16. 由儿科医师使用的 Schaefer 评分内容包括哪些?

答:它是 2005 年国际腹膜透析学会在腹膜透析导管相关感染指南中推荐的一个评分体系。评分≥4 分认为有感染。即使是单有脓性分泌物,也足以诊断感染;<4 分不排除感染。这个方法是否适用于成人仍有待于探讨(表 3-1)。

表 3-1　Schaefer 评分体系

项目	0 分	1 分	2 分
肿胀	无	仅限出口,<0.5cm	>0.5cm 和(或)隧道
痂	无	<0.5cm	>0.5cm
发红	无	<0.5cm	>0.5cm
疼痛	无	轻微	严重
分泌物	无	浆液性	脓性

17. 外出口的护理频率及注意事项有哪些?

答:护理频率要求:

(1)术后一周敷料完好,无多量分泌物,可不换药。

(2)敷料被血或液体渗透,以及敷料脱落,应及时更换。

(3)淋浴或抻拉后立即更换(新病人 2 周后在肛袋保护下可进行淋浴,切忌盆浴。

(4)每天观察出口处情况,每 2~3 天换药。

外出口护理注意事项：

（1）如外出口出现痂皮，不要强行撕扯痂皮，可用无菌棉签蘸取生理盐水浸湿泡软后慢慢取下。

（2）管路可用生理盐水清洗，管路、外出口及周围避免使用油性清洁剂及酒精制剂，避免使用利器。

（3）妥善固定导管，避免牵拉引起外出口损伤。

（4）病人本人，家庭成员和医护人员检查外出口之前，要做好手卫生。

18. 如何进行外出口淋浴？

答：外出口淋浴的步骤和要求包括：

（1）脱下衣服，取下外出口处的敷料。保持腹膜透析导管和外接短管固定在原处。

（2）检查旧敷料和外出口处，注意有无感染的迹象（如皮肤发红、肿胀、出现渗液或痂皮、有时轻轻按压出口处和隧道时有疼痛）。

（3）贴好洗澡保护袋，像正常时一样全身沐浴，先不要洗外出口处周围。

（4）把液体肥皂倒在沐浴海绵或小方巾上，轻柔地擦洗洗澡保护袋周围皮肤，以外出口为圆心，环形由里向外。

（5）彻底冲洗全身及外出口周围皮肤。

（6）用干净的毛巾先轻轻擦干外出口周围皮肤，然后擦干全身。

（7）常规外出口护理一次。

（8）用无菌敷料覆盖外出口，并用胶布固定。

（9）记录出口处情况，换药结束。如有异常情况除了记录下来还要及时报告医生。

19. 什么是腹膜平衡试验?

答：腹膜平衡试验（peritoneal equilibration test，PET）是用于评估腹膜透析病人腹膜转运特性的一种半定量的检查方法。其基本原理是通过测定在某些特定时间点时某一溶质在透析液中的浓度与血浆中该溶质的浓度的比值，从而间接了解病人的腹膜对毒素的转运功能。

20. 腹膜平衡试验有哪些类型? 测定频率如何要求?

答：腹膜平衡试验按照条件的不同，分为几种不同类型：标准腹膜平衡实验（standard PET），快速腹膜平衡实验（quick PET）、改良腹膜平衡实验（modified PET）、Mini-PET、联合腹膜平衡实验（combined PET）。

测定频率：在腹膜透析初期，腹膜转运功能会有轻微变化，然后趋向平衡。因此 PET 测定应该在腹膜透析开始 2~4 周后进行。此后每 6 个月或腹膜炎痊愈后 1 个月或临床出现超滤改变时重复测定。动态观察 PET 的变化，有助于纠正透析过程中出现的各种问题。

21. 不同类型的腹膜平衡试验有何区别?

答:主要是以下几个方面有不同(表3-2)。

表3-2 几种常用的腹膜平衡试验类型

类型	前夜是否存腹	灌入浓度	标本采集时间	记录引流量和超滤量的时间点
标准 PET	前夜留腹 8~12 小时(1.5% 或 2.5%)	2.5%	腹膜透析液:0、2、4小时;血:2小时	4 小时
快速 PET	存腹与否均可	不强调	腹膜透析液:0、4小时。血:0小时	4 小时
改良 PET	前夜留腹 8~12 小时(1.5% 或 2.5%)	4.25%	腹膜透析液:0、1、4小时;血:1小时	4 小时
Mini PET	前夜留腹 8~12 小时(1.5% 或 2.5%)	4.25%	腹膜透析液:0、1小时;血:1小时	
联合 PET	前夜留腹 8~12 小时(1.5% 或 2.5%)	4.25%	腹膜透析液:0、1、4小时;血:1小时	1 小时;4小时

22. 腹膜透析病人的腹膜溶质转运类型分为几种?如何分类?

答:腹膜转运类型根据 PET 结果分别为高转运、高平均转运、均值、低平均转运、低转运(表3-3)。

表3-3 腹膜转运类型分类标准

转运类型	腹膜透析液/血浆肌酐比值
高转运	0.82~1.03
高平均转运	0.66~0.81
均值	0.65
低平均转运	0.50~0.64
低转运	0.34~0.49

23. 腹膜平衡实验的结果有何意义?

答:PET结果可评价病人腹膜对溶质和水的清除能力,据此选择合适的腹膜透析方式和制定腹膜透析方案。动态观察PET结果的变化;同时可以监测腹膜转运特性的变化,以了解长期腹膜透析中透析效果或超滤量出现变化的原因。

24. 如何评价腹膜透析充分性?

答:测定腹膜透析对尿素、肌酐这两种溶质的清除率比直接测定这两种溶质的血液浓度更可靠。尿素、肌酐的清除率在一定程度上与透析病人的发病率和死亡率相关,因而可用这两种溶质的清除率来反映腹膜透析的充分性。分别为:

(1)尿素清除指数(Kt/V):反映了腹膜对小分子毒素尿素的清除效率。

(2) 肌酐清除率(Ccr),其中,总肌酐清除率包括残肾肌酐清除率(Crcr)和腹膜肌酐清除率(Cpcr)两部分。

25. 提高腹膜透析充分性的方法有哪些?

答:提高腹膜透析充分性的方法有早期透析、保护残余肾功能、增加小分子溶质的清除、增加透析液容量、增加透析液总量、调整透析方式和增加水分的清除。

26. 如何留取标本进行透析充分性检查?

答:

(1) 抽取静脉血生化检查,包括血尿素氮和血肌酐。

(2) 留取前一天24小时的尿液和透析液。具体方法是:将前一天24小时的尿液和腹透液分别留在两个容器中并充分混合,计算24小时尿液和腹膜透析液总量。标本应该储存在阴凉干燥处,避免腐败变质。

(3) 化验尿液和腹透液中的肌酐、尿素氮,其他指标可遵医嘱。

(4) 无尿者或尿量<100ml时,可不留取尿液标本。

27. 肾脏病病人营养治疗的目的是什么?

答:

(1) 减少机体内废料的积存,减轻肾脏的负担。

(2) 调节饮食,纠正疾病发展过程中可能出现的一些症状,维持或接近机体的正常功能,预防或减少并发症。

（3）适应病情发展的各个阶段,尽量满足病人的营养需要,增加机体抵抗力,减缓病情的发展,延长寿命。

28. 腹膜透析营养评估的内容有哪些?

答:营养评估绝不是单一一个指标的评价,是全面的评价,各种评价指标互相联系和互相验证,一般同时进行,客观的对病人做出营养评估。腹膜透析营养评估的内容主要包括:

（1）病人临床病史评估:应当详细评估病人胃肠道症状和近期内的体重下降,并寻找原因。还需关注非尿毒症性的因素,如各种急性并发症等。

（2）膳食调查:一般常用记录三天膳食记录法。

（3）体格检查:主要包括对身高、体重、围度(上臂围、腰围、臀围等)、皮褶厚度等指标的测定。

（4）主观综合性营养评估法(subjective global assessment, SGA)。

（5）身体阻分测定:包括生物电阻抗和双 X 线吸收仪测定法。

（6）生化指标:血白蛋白、前白蛋白和转铁蛋白,血清尿素氮和肌酐,标准化的蛋白氮出现率相当蛋白质,其他生化参数还有血胆固醇、胰岛素样生长因子等。

29. 什么是主观综合性营养评估法?

答:主观综合性营养评估法是一种评价营养状态的临床

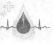

方法,其中在询问病史时强调五个方面:体重改变,饮食改变,存在的胃肠道症状,如恶心、呕吐、厌食、腹泻等,但必须持续2周以上,活动能力和功能改变,有无应激反应。体格检查主要测量肱三头肌皮褶厚度、有无水肿、腹水等。主要依靠医生或营养师对病人营养状况的主观印象,然后以营养良好、轻中度营养不良和重度营养不良对上述指标进行总评。

30. 肾脏病病人营养消耗的原因?

答:肾脏病病人营养消耗的原因包括蛋白质能量摄入不足、营养物质丢失过多、蛋白质分解代谢增强(表3-4)。

表3-4　病人(包括透析和非透析)蛋白质能量消耗的原因

作用环节 分类	蛋白质能量 摄入不足	营养物质 丢失过多	蛋白质分解 代谢增强
尿毒症相关	尿毒症毒素蓄积 系统性炎症 内分泌激素水平紊乱 代谢性酸中毒 病理生理因素 社会心理因素 药物副作用	蛋白尿 合并胃肠道疾病	尿毒症毒素蓄积 系统性炎症 内分泌激素水平紊乱 代谢性酸中毒
透析相关因素	透析不充分 腹膜透析液影响胃肠蠕动 腹膜透析液葡萄糖吸收	经透析丢失蛋白质和氨基酸	透析不充分 透析内毒素 透析膜和透析液生物不相容性

作用环节 分类	蛋白质能量 摄入不足	营养物质 丢失过多	蛋白质分解 代谢增强
其他治疗 相关	慢性肾脏病病人的饮食干预不当,包括过度低蛋白饮食,能量摄入不足,低钠、低磷、低脂、低嘌呤饮食等过度	不恰当地增加透析剂量或使用高通量透析	服用糖皮质激素、甲状腺激素等

（许　莹　陈　元）

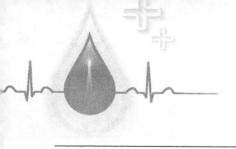

第四章

并发症处理

1. 腹膜炎感染率(计算所有感染和所有微生物)的表示和计算方法有哪些?

答:腹膜炎感染率的计算方法有:

(1)病人年:一段时间的微生物感染数除以透析年划分,用次/每年表示。

(2)病人月:透析月除以腹膜炎发作次数,用两次腹膜炎发作的间隔月表示。

(3)一段时间内未发生腹膜炎的病人百分比。

(4)透析中心腹膜炎发生率的中位数:计算病人的腹膜炎发生率,获得这些率的中位数。

2. 腹膜炎如何诊断?

答:腹膜透析病人具备以下3项中的2项或以上可诊断腹膜炎:

(1)腹痛、腹水混浊,伴或不伴发热。

(2)透出液中白细胞计数 $>100 \times 10^6/L$,中性粒细胞比

例 >50%。

（3）透出液中培养有病原微生物生长。

3. 外出口感染的诊断要点有什么？

答：外出口感染的临床表现有外出口水肿、疼痛、出现脓性分泌物、周围皮肤红斑、结痂、出现肉芽组织等。一旦外出口出现脓性分泌物即可诊断；外出口周围皮肤红斑既可能是感染的早期表现，也可能仅为皮肤反应，外出口评分系统有助于鉴别。

4. 预防出口感染的抗生素选择方案有哪些？

答：预防出口感染的抗生素选择方案主要有：

（1）外出口处用莫匹罗星：适用于所有病人每天出口清洁后，金黄色葡萄球菌携带者每天出口清洁后，以及外出口金黄色葡萄球菌培养阳性的病人。

（2）鼻腔用莫匹罗星每天 2 次，用 5~7 天：一旦病人确定为鼻腔带菌，用药 1 个月。

5. 腹膜透析导管损坏、断裂、漏液时，如何护理？

答：

（1）当发生外接短管破损、渗漏、开关损坏等意外情况时，应立即将腹膜透析导管近外出口端用蓝夹子夹闭，进行更换短管并酌情应用抗生素预防感染。病人在家中发生要及时联系腹膜透析中心护士。

（2）钛接头与导管连接处分离：立即将腹膜透析导管近外出口端用蓝夹子夹闭，将分离端在碘伏液中浸泡10分钟后连接新的外接短管，并及时报告医生，应用抗生素预防感染。病人在家中的应急处理办法为：将腹膜透析导管近外出口端用蓝夹子夹闭，分别将分离的两端同时浸入碘伏液中10分钟，之后迅速对接并拧紧，联系腹膜透析中心护士应用抗生素预防感染。

6. 腹膜透析病人低钠血症的原因及处理方法是什么？

答： 腹膜透析病人最常见的是稀释性低钠血症，在营养不良和消耗性疾病时也可出现缺钠性低钠血症，当病人出现稀释性低钠血症时，需要记24小时出入量，严格限制液体入量。注意入量包括各种流体、半流体和固体类食物的含水量，而出量包括尿液、粪便、不显性失水、汗液和腹膜透析超滤量。多数病人经控制液体入量后，血钠浓度可升高。缺钠性低钠血症应按内科常规补充。

7. 腹膜透析病人低钾血症的原因及处理方法是什么？

答： 腹膜透析病人可通过透析液失钾，如果同时伴随钾的摄入量减少，即出现缺钾性低钾血症，可按如下方法处理：饮食、口服药、透析液补钾。

（1）饮食补钾

1）干果类和干豆类：花生、瓜子、腰果、干豆等。

2）干菜类：海带、腐竹、木耳、菇类。

3）水果类：香蕉、柑橘、桂圆，果汁，含豆和子的新鲜蔬菜（注意控制水的入量）。

（2）口服补钾：氯化钾缓释片、枸橼酸钾溶液等。

（3）如血钾低于 3.0mmol/L，可经腹膜透析液补钾，15%KCl 注射液 4ml 加入 2L 腹膜透析液中，注意监测血钾。

8. 体液负荷增加的原因及处理方法是什么？

答：腹膜透析病人常常由于摄入水量增加，或尿量和超滤量的减少引起体液负荷增加。当病人出现皮下水肿、体重增加 >0.5kg/d，血压升高，提示病人存在体液负荷。可按如下方法处理：

（1）记 24 小时出入量，严格限制水盐摄入量，严密监测病人的容量状况。

（2）寻找和避免尿量减少的原因，常见有合并感染、心力衰竭、氨基糖苷类抗生素、非甾体类消炎药和造影剂的使用，去除诱因后尿量可能恢复。酌情使用利尿药。

（3）寻找和避免超滤减少的原因，及时对症处理。

9. 体液不足的原因及处理方法是什么？

答：体液不足发生于入量不足、呕吐、腹泻、大量出汗、失血、手术、高热以及不恰当地使用高浓度腹膜透析液时。病人

出现血压低或直立性低血压、体重降低,皮肤干燥、口渴、乏力、头晕时。可按如下方法处理:

（1）使用更低浓度的腹膜透析液,将 4.25% 或 2.5% 腹膜透析液替换为 2.5% 或 1.5% 腹膜透析液,注意缓慢调整。

（2）嘱病人适量摄入咸汤。

（3）如上述方法无效,可酌情静脉补充晶体或胶体制剂。

10. 腹膜炎的常见原因有哪些?

答:了解细菌进入腹腔的所有下列可能的途径,有助于预防感染。细菌可以通过以下几种方式进入腹腔:

（1）触摸了无菌连接管道:如果操作者触摸了管路系统中的任何无菌装置,细菌都会侵入病人的腹腔,诱发腹膜炎。

（2）外出口感染:外出口部位的感染可以顺着导管潜入腹腔。定期正确地护理外出口对于预防感染非常重要。

（3）没有戴口罩或佩戴不正确:换液时呼吸、咳嗽和打喷嚏,鼻腔和口腔中的细菌有可能进入腹膜透析管路而诱发感染。故每次换液时都必须戴上口罩,遮住口鼻。

（4）洗手不彻底:换液时手上的细菌有可能进入管路,或者在管路周围生长。所以在给病人培训时教会病人正确洗手是很必要的。

（5）透析液袋或管路渗漏:换液前一定要仔细检查透析液袋和管路,按照流程进行冲管也能够帮助检查管路是否有破损,如果透析液有渗漏,则腹膜透析液已被污染,不得使用。由于废液袋在放液之前没有充满液体,无法检查,故在放液过

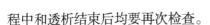

程中和透析结束后均要再次检查。

（6）便秘或腹泻：如果病人便秘或腹泻，细菌可从肠道进入腹腔，引起腹膜炎。对经常便秘的病人，健康宣教时要多注意告诉病人应用缓泻剂，而当病人出现腹泻时，应及时化验便常规并应用止泻药如小檗碱（黄连素），必要时查腹膜透析液常规。

（7）全身感染波及腹腔：如果病人身体其他部位的感染引起败血症，会诱发腹膜炎。呼吸道感染也是感染的来源之一。

（8）加药时未遵守无菌原则：如在腹膜透析液中加药而未遵守无菌原则，会导致腹膜炎。

11. 腹膜炎典型症状有哪些？

答：了解所有的症状，才能早期识别腹膜炎。

（1）透析液混浊：正常情况下操作者可以在引流袋下方放一张带字的报纸或杂志，通过引流袋的观察窗能够清晰地看到报纸上面的字体，如果字体难以辨认，则可以判断透析液混浊。

（2）腹痛：腹痛是腹膜炎的常见症状。这种疼痛可以是轻度不适，也可以是严重的腹部痉挛，病人难以忍受。

（3）发热：发热通常是身体存在感染的征象。但是腹膜炎并不一定有发热。

（4）恶心和呕吐：许多原因可引起恶心和呕吐。但恶心和呕吐也是腹膜炎的症状之一。与之伴随的还有食欲下降。

（5）腹泻：许多原因可引起腹泻。腹膜炎会伴随腹泻，腹泻是腹膜炎诱因之一。

有些病人腹膜炎早期可以无任何上述症状，而只表现为超滤突然下降，或透析液引流不畅（由于透出液中有纤维蛋白块）。因此，这些情况发生需引起腹膜透析护士的重视，可以建议病人检查腹膜透析液常规排除腹膜炎。

12. 腹膜透析液常规标本如何留取？

答：腹膜透析液常规留取方法：选取存腹 >2 小时的腹膜透析液，将废液袋充分混匀，取 5ml 立即装入普通试管。CAPD 者任取一次引流液；IPD 者可直接从"干腹"留取，若没有引流液可重新灌入新透析液，存腹 2 小时后取样。

13. 腹膜透析液菌培养标本如何留取？

答：根据培养皿要求，从整袋密闭引流液中留取适量。建议采取血培养瓶培养的方式。在无菌原则下，用注射器吸取 50ml 腹膜透析液。分别注入需氧和厌氧血培养瓶，立即送检。注意标本应及时送检，选取留腹时间 >2 小时的引流液，同时注意病人需在应用抗生素前送检标本。也可以采用将标本离心后接种到培养基上面的方法进行化验。

14. 腹膜透析液用抗生素加药注意事项有什么？

答：加入抗生素的透析液存腹应不少于 6 小时；两种抗生素可以同时加入一袋透析液，但不能使用同一个注射器加药。

15. 发生腹膜炎后如何进行操作原因回顾?

答: 发生腹膜炎后应积极查找原因,可回顾如下方面:

(1)个人卫生情况:头发,指甲,皮肤或其他。

(2)无菌操作:戴帽子口罩不合格,洗手不过关,不慎触碰无菌点,灌液前未冲洗管路,未更换新碘伏帽,操作过程中连接系统脱离,腹膜透析液不合格,加热透析液方法有误等。

(3)周围环境:操作时开窗、开空调,操作前未用紫外线消毒空气,操作过程中有人走动,有灰尘,养宠物或其他。

(4)合并其他部位感染:呼吸道、肠道、泌尿道、生殖系统、腹腔脏器、皮肤、五官或其他。

(5)有无便秘或腹泻,及预防措施。

(6)侵入性操作前未使用预防性用药。

16. 外出口感染的易患因素有哪些?

答: 外出口感染的易患因素有很多,主要与外出口局部护理不当、个人卫生不佳和机体状况有关。

(1)外出口局部因素:包括避免不必要的手术缝合和创伤、导管出口方向水平或垂直向下以及保证外出口窦道1~2cm 等。

(2)个人卫生问题:如鼻腔涂抹百多邦(莫匹罗星软膏)以根除鼻腔携带的金黄色葡萄球菌,避免皮屑、皮肤感染及指甲内污物等。

(3)机体状况不佳:如营养不良、糖尿病、肿瘤、应用免疫

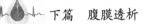

抑制剂等都是感染的危险因素。

17. 外出口感染时如何进行局部换药?

答:外出口感染时的换药方法:

(1)经验性治疗方案:在局部无触痛,分泌物和水肿情况下可加强换药频率和局部使用抗生素软膏,如用过氧化氢溶液、碘伏擦洗。然后用浸有庆大霉素药液的纱布覆盖伤口。也可应用百多邦(莫匹罗星软膏)涂抹。

(2)如果感染严重,推荐在口服给药的同时每天用高渗性盐水纱布覆盖两次。将纱布用高渗盐水浸湿,缠绕在导管周围 15 分钟,每天 1~2 次。

(3)若外出口感染和腹膜炎同时证实鼻腔内带金黄色葡萄球菌,每月 5~7 天在鼻腔内涂抹百多邦(莫匹罗星软膏)。

18. 外出口感染时如何进行全身用药?

答:全身用药方案有

(1)有脓液可做菌培养加药敏,并根据培养结果调整治疗。口服给药和腹腔给药的治疗效果相同。

(2)对于发生损伤的外出口,原则上严重的损伤要首先清创,挤出脓性分泌物后预防性应用抗生素,很好的出口发生轻微损伤就无需抗生素。

(3)损伤后可疑感染也要进行抗生素治疗。

(4)如果外出口感染持续未治愈,则需采取进一步措施以防止由此引起的隧道感染和腹膜炎,如外出口重置和涤纶

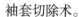

袖套切除术。

19. 渗漏的常见原因是什么?

答:老年、肥胖、糖尿病、长期使用激素致腹壁松弛,腹壁组织营养不良,或因置管后立即透析时灌入液量过大可引起渗漏。常见症状及部位:切口或导管出口处渗液,腹部水肿或腰围增粗,阴囊、阴茎或阴唇水肿,或无全身水肿时出现单侧的胸腔积液,同时超滤量下降。

20. 发生渗漏时如何处理?

答:发生渗漏时应当

(1)寻找渗漏部位:外部漏液可利用尿糖试纸检测切口处或导管出口处流出的清澈液体内是否含有葡萄糖;内部渗漏可检查腰围是否增粗,腰背部是否出现皮下水肿,阴囊、阴茎、阴唇部是否出现水肿,必要时进行腹部 CT 检查。

(2)处理原则:卧床、减少活动量,小容量透析;必要时血透过渡。若无紧急透析指征,最好延迟 2~3 周后再开始腹膜透析。

(许　莹)

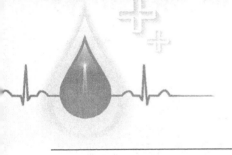

第五章

健康教育

1. 高血压的原因及处理?

答: 口服 3 种或以上降压药物血压仍然不能控制在 140/90mmHg 以下,称为难以控制的高血压,需要进行强化降压治疗。腹膜透析护士需要进行的随访和宣教内容主要包括:

(1)了解近期引起血压波动的诱因,包括水盐摄入过多、尿量或超滤量减少、不规律服用降压药、透析不充分、寒冷季节、应激事件导致精神紧张、噪声和视觉刺激,睡眠差、饮酒吸烟,其他药物副作用,尽可能去除诱因。

(2)严格控制水盐,2/3 的病人经过水盐控制高血压得到改善。

(3)酌情增加尿量和超滤量。注意在一些无体表水肿的病人中,也可能经过这一措施使血压下降。

(4)及时增加降压药剂量,调整服药间隔。

(5)监测家中血压,并和医生密切配合随时调药。

(6)经过以上措施无效,或达到重度高血压水平(BP>180/110mmHg),以及出现高血压伴随胸闷、喘憋、耳鸣、头痛、头

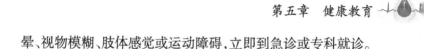

晕、视物模糊、肢体感觉或运动障碍,立即到急诊或专科就诊。

2. 低血压的原因及处理?

答:腹膜透析病人低血压的原因很复杂,应根据不同原因采取不同的处理方法:

（1）体液不足:饮食补充或输液。

（2）降压药物剂量不当:要及时调整用药。

（3）心脏的收缩及严重舒张功能下降:寻找相应原因,对症处理。

（4）老年、糖尿病、慢性肝病、营养不良者可合并自主神经功能不全:可口服 α_1- 受体激动药（管通）,在 2.5~15mg/d 的范围内调整用量,每日 1 次或分 3 次服用,或遵医嘱。

（5）严重的血管转移性钙化:应将血钙控制在正常低限水平,可酌情使用低钙透析液或非钙的磷结合剂。活性维生素 D_3 缺乏者可尝试适量补充。

（6）激素水平紊乱:如肾上腺皮质激素、甲状腺激素和男性雄激素水平低下,可适量补充。

3. 超滤下降如何处理?

答:超滤下降时应分析原因,给予恰当处理措施,包括:

（1）首先应检查是否因量具,或测量者改变导致测量不准。

（2）2L 快速交换:将整袋液灌入腹腔并立刻引流出全部液体,可帮助鉴别是否由于导管移位引起的超滤下降。

（3）便秘者给予缓泻剂或开塞露、甘油灌肠剂通便;尿潴留,给予导尿,并查明引起尿潴留的原因。

（4）怀疑纤维蛋白堵塞:采用肝素钠或尿激酶封管液封管 30~60 分钟后,重新观察引流情况。

（5）必要时可拍腹平片明确是否导管位置漂移。

（6）检查腹部、下肢及外生殖器皮肤有无腹透液渗漏,必要时拍胸片除外胸腹漏液。

（7）应完善检查除外腹膜炎;合并全身其他部位的感染,也可能引起短暂地超滤下降。

（8）是否合并相对或绝对有效血容量不足,如大量脱水、失血或进食不足,低蛋白血症,心脏收缩、舒张功能下降引起的低血压。

（9）是否服用大量扩血管药物影响腹膜超滤功能。

（10）行腹膜平衡试验可明确腹膜本身水转运功能引起的超滤下降。

4. 腹膜本身水转运功能引起的超滤下降如何处理?

答:怀疑腹膜本身水转运功能引起的超滤下降时可行如下处理:

（1）行腹膜平衡试验或其他评价腹膜水转运功能的试验,明确是否存在超滤衰竭。

（2）采取限制水盐,增加尿量,增加高浓度透析液灌入,或缩短透析液存腹时间等办法,保持容量平衡。

（3）夜间短暂放空或血液透析过渡有利于腹膜休息。

（4）必要时改为长期血液透析治疗。

5. 腹膜透析病人膳食习惯调查的内容包括什么？

答:腹膜透析病人膳食习惯调查的内容包括:

（1）了解病人既往饮食习惯:食物喜好、饮食禁忌、食物过敏及不耐受。

（2）了解病人健康状态时的饮食结构:包括摄入主食量、肉、蛋、奶、豆腐、豆制品、蔬菜、水果、油脂、盐、饮水的摄入量,以及饮酒、加餐、摄入零食小吃的情况。

（3）了解病人外出就餐情况:包括频率、量及饮食内容。

（4）了解病人膳食执行主要核心人物,做教育时重点培训。

6. 高钠食物包括什么？

答:高钠食物常见于以下食品:

（1）腌制食品:腌制蔬菜、咸菜、肉类、蜜饯、脱水水果干、紫菜、海带。

（2）加工食品:香肠、火腿肠、熏制鸡鸭肉制品、罐头制品、咸蛋、方便面、苏打饼干、咸面包、油面。

（3）调味品:味精、酱油、鸡精、番茄酱、豆瓣酱、耗油、沙茶酱。

7. 限制钠盐四要素是什么？

答:不吃腌制食品、远离加工食品、限制使用调味品、恰当

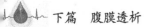

使用低钠盐(低钠盐中含钾,高血钾病人应注意)。

8. 限盐的烹饪技巧?

答:炒菜时尽量不放或少放鸡精、味精、蚝油;在起锅前放食盐或酱油,而不是将较多的盐提前烹制放入。少炖煮、红烧、卤制,多凉拌、速炒。做菜不放或少放盐,可用糖、醋、胡椒粉、辣椒、花椒、大料、葱、姜、蒜、柠檬汁、番茄酱、香菜为菜肴提味。请选择色彩鲜艳的食材,搭配出诱人的菜肴,会弥补低盐带来不满足感。最好不食用以下食品:带包装的小零食,加工方便食品(方便面、火腿肠、午餐肉、香肠、肉松、熏肉等)。

9. 解渴小窍门有什么?

答:解渴小窍门主要有

(1)固定水杯,将每天允许的液体总量分次喝,每次小口饮水。

(2)用柠檬水或制成冰块解渴,尽可能用这些液体服药。

(3)将牙刷和水放在冰箱冷藏,渴时可以刷牙缓解口感,或直接用冰水漱口。

(4)避免鸡精、味精、酱油、蚝油、熟食等,使用洋葱、蒜、芥末、鲜柠檬、辣椒、柿子椒等刺激性强的食物当调味品。

10. 如何做到低脂饮食?

答:做到低脂饮食的具体方法有

(1)不选择任何动物油脂,只选择植物油。

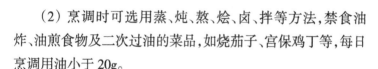

（2）烹调时可选用蒸、炖、熬、烩、卤、拌等方法,禁食油炸、油煎食物及二次过油的菜品,如烧茄子、宫保鸡丁等,每日烹调用油小于 20g。

（3）胆固醇含量较多应限制,如动物脑子、各种蛋黄、鱼子、某些鱼类、动物内脏。

11. 在实施低脂饮食过程中,动物性食品如何选择?

答:选择动物性食品的注意事项

（1）胆固醇的含量:鱼虾 < 鸡鸭 < 牛羊猪。

（2）瘦排骨是高脂肪的食物（20% 以上）;而瘦猪肉的脂肪含量为 <10%,五花肉的脂肪含量为 >30%。

（3）牛奶及奶制品可选择低脂、脱脂制品。

12. 什么是优质蛋白?

答:优质蛋白就是含有氨基酸组分与人体非常接近的蛋白质食物,其在体内的利用率高。优质蛋白包括:鸡蛋、奶类、肉类（禽、畜、鱼肉）及大豆类（包括黄豆、黑豆、青豆）豆腐、大豆制品等。

13. 含钾高的食物有哪些?

答:含钾高的食物包括

（1）水果:香蕉、榴莲、椰子、番石榴、橘子、橙柚。

（2）所有干果:如杏脯、杏子干、无花果、提子干。

（3）蔬菜:菠菜、芥菜、马铃薯、藕、西蓝花、菇类、菌类、姜、红辣椒。

（4）腌制食品：腌菜、酱菜。

（5）海产品：紫菜、虾米。

（6）啤酒、酒、苹果汁、水果汁。

14. 哪些食物含钾量低?

答：低钾食物（含钾量<100mg/100g）主要有：

（1）油脂类：花生油、玉米油等。

（2）淀粉类：玉米淀粉、团粉、粉丝、粉条、粉皮、小米、稻米、藕粉等。

（3）蔬菜：方瓜、木瓜、小西湖瓜、节瓜、绿豆芽、瓠子、佛手瓜、冬瓜、白萝卜缨。

（4）水果：芦柑、鸭梨、白兰瓜。

15. 厨房降钾技巧有哪些?

答：厨房降钾技巧包括：

（1）先切后洗：先将绿叶蔬菜浸于大量清水中半小时以上，然后倒掉水，再放入大量开水中焯一下；对含钾高的根茎类蔬菜如马铃薯等，应先去皮切成薄片，浸水后再煮。

（2）推荐多吃瓜菜，如冬瓜、丝瓜等，它们所含的钾比绿叶菜低。

（3）用蔬菜制成的汤均含钾，避免"汤泡饭"。

（4）市面上出售的低钠盐、代盐及无盐酱油中钾含量比普通食盐高，不宜多用。

（5）慎用营养品或不明中草药。

16. 高磷血症的病人饮食需要注意什么？

答：高磷血症的病人饮食需要注意避免摄入含磷高的食品：

（1）粗粮类：荞麦面、莜麦面、南瓜粉、高粱米、黑米、青稞、速食杂粮粉。

（2）坚果类：花生、瓜子（南瓜子、西瓜子）、核桃、腰果、开心果、黑芝麻、杏仁、松子等。

（3）干豆类：大豆、蚕豆、豌豆、红小豆、绿豆、芸豆、莲子类。

（4）肉类：动物内脏、腊肉、蛋黄。

（5）全谷类：麸皮、糙米、胚芽米、薏仁、（燕）麦片。

（6）水产类：干贝、鲅鱼罐头、虾米、虾皮、海米、鱼干、鱼片。

（7）菌类：口蘑、羊肚菌、鸡腿蘑（干）、茶树菇。

（8）调味品：咖喱酱、芝麻酱、可可粉（包括巧克力）。

（9）奶制品：液体奶酪、全脂奶粉、养乐多、冰激凌、冰棍。

（10）各种饮料：可乐、各种碳酸饮料，茶饮、含奶饮品。

（11）快餐类：汉堡包、比萨饼等。

（12）含有各种食品添加剂的小零食和熟食：小西点、芝士蛋糕、香肠、咖啡、奶茶等。

17. 各种食物含水量是多少？

答：常见食物含水量见表5-1。

表 5-1　常见食物含水量

	主食类	副食类	其他类
含水 90%	粥、汤、面条、馄饨	豆腐,新鲜蔬菜	水果类、豆浆、牛奶、饮料
含水 80%	米饭,红薯		冰激凌、酸奶、冰棍
含水 70%	土豆、藕、山药、芋头	新鲜的肉类、鱼虾类、豆腐干、蛋类	
含水 30%	馒头、饼、火烧、面包、油饼	各种熟食(酱肉、火腿、炸鸡、肉串、烤鸭)	
含水 10%			粉丝、腐竹、各种干货(豆、菇、木耳、海带、肉松)

18. 豆类为非优质蛋白质,慢性肾脏病病人可以食用吗?

答:可以食用。实际上,豆类中的黄豆和黑豆与乳类及肉蛋类一样为优质蛋白质,其含有的磷酸盐可吸收率更低,而不饱和脂肪酸含量更高,还含有独特的大豆异黄酮(植物雌激素)。已有证据显示,CKD 病人食用大豆类蛋白比动物类蛋白降低白蛋白尿、改善高脂血症和高磷血症的效果更好。

(陈　元)

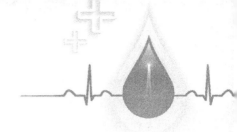

参考文献

［1］王海燕.肾脏病学［M］.3版.北京:人民卫生出版社,2008.

［2］陈香美.腹膜透析标准操作规程［M］.北京:人民军医出版社,2010.

［3］刘伏友,彭佑铭.腹膜透析［M］.北京:人民卫生出版社,2000.

［4］中国医院协会血液净化中心管理分会血液净化通路学组.中国血液透析用血管通路专家共识［J］.中国血液净化,2014,13(8):549-558.

［5］陈香美.血液净化标准操作规程［M］.北京:人民军医出版社,2010.

［6］中华护理学会血液透析专业委员会.血液透析专科护理操作指南［M］.北京:人民卫生出版社,2014.

［7］文艳秋.实用血液净化护理培训教程［M］.北京:人民卫生出版社,2010.

［8］林惠凤.实用血液净化护理［M］.上海:上海科学技术出版社,2005.

［9］中国医师协会肾内科医师分会肾性贫血诊断和治疗共识专家组.肾性贫血诊断与治疗中国专家共识2014修订版［J］.中华肾脏病杂志,2014,30(9):712-716.

［10］左力,王梅.可调钠在血液透析中的应用［J］.肾脏病与透析肾移植杂志,1999,8(5):474-476.

［11］王湄川,刘沧桑.血液透析中防止低血压的探索［J］.中国血液净

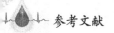

化,2004,3(11):602-604.

[12] 门雯瑾,丁致民,王晓飞,等.在线尿素清除率监测对血液透析充分性评价的研究[J].中国血液净化,2011,10(12):647-650.

[13] 王质刚.血液净化设备工程与临床[M].北京:人民军医出版社,2006.

[14] 王质刚.血液净化学[M].3版.北京:科学技术出版社,2003.

[15] 刘学军.血液透析实用技术手册[M].2版.北京:中国协和医科大学出版社,2006.

[16] 左力.透析用水和病人安全[J].中国血液净化,2009,8(1):1-4.

[17] Twardowski ZJ,Prowant BF. Classification of normal and diseased exit sites[J]. Perit Dial Int,1996,16(Suppl 3):S32-S50.

[18] Piraino B,Bailie GR,Bernardini J. Peritoneal dialysis-related infections recommendations:2005 update[J]. Perit Dial Int,2005,25:107-131.

[19] Piraino B,Bernardini J,Brown E,et al. ISPD position statement on reducing the risks of peritoneal dialysis-related infections[J]. Perit Dial Int,2011,31:614-630.